THE

Mind-Gut CONNECTION

How the Hidden Conversation Within Our Bodies Impacts Our Mood, Our Choices, and Our Overall Health

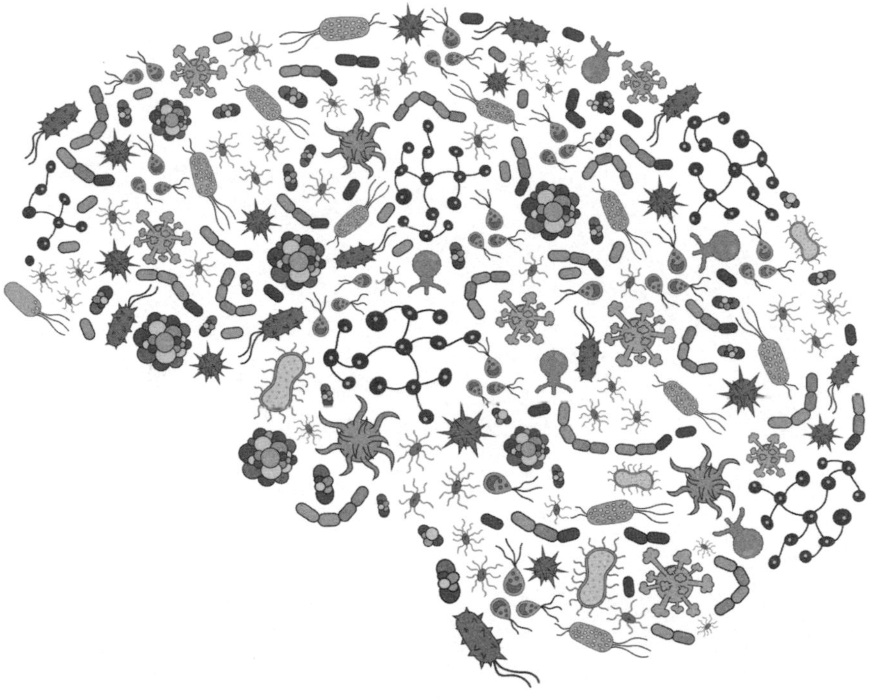

腸道・大腦・腸道菌

飲食會改變我們的情緒、直覺和大腦健康

艾莫隆・邁爾醫師 著 毛佩琦 譯
Emeran Mayer, MD

致不斷鼓勵我傾聽自己直覺的米諾與迪倫

獻給激發我對腸腦溝通領域與趣的導師約翰・華許

目次

致台灣讀者

本書於二〇一六年夏季首度在美國出版後，已先後以十二種不同語言出版。這段時間我對不少歐美民眾演講，對象有小團體、也有大團體，有普羅大眾、也有專家學者。我也數度訪問並會晤了對腸腦互動、營養和最佳健康狀態感興趣的各界人士。這陣子以來的這些經驗讓我相信，腸腦菌軸及其對人類心情與整體健康的影響，已成了全球最流行的議題之一，不僅是科學家，更是病患與健康機構成員所關心的焦點。人們現在已相信，腸腦互動受到干擾會對許多健康問題造成影響，可能產生嗜睡、食物敏感、功能性腸胃道疾病、憂鬱症與食物成癮症等精神疾病，以及阿茲海默症與帕金森氏症等腦部疾病。雖然目前某些想法和假設尚未受到證實，但部分假設已有動物研究的有力支持，另一些則有設計良好的人體研究支持。截至目前為止，大多數已發表的人體研究顯示，大腦變化、行為異常和腸道菌結構之間的確有關聯性，但尚未證明腸道菌變化與大腦間的因果關係。未來將會進行更多以人類為對象的研究，以確定其可能的因果關係，並找出治療常見腦部疾病的新契機。

相對於攝取大量紅肉、動物性脂肪、精製糖與加工食品的北美飲食，現今世界各地各種健康飲食都以植物來源的複合碳水化合物、魚、植物性脂肪、穀物、天然發酵食品為基本藍圖。再加上莓果、橄欖油和紅酒所含多酚之附加效益，還有薑黃、薑黃素和薑的抗發炎作用，以及富含益菌的發酵食品，就能從簡單的飲食中為腸道菌、腸道與大腦帶來諸多好處：既能增加對健康有益的腸道菌多樣性和豐富性、減少腸道通透性，又能預防腦部低度發炎。這種健康觀念有充分的佐證支持，是那些提倡史前飲食或生酮飲食（高動物製品與高脂肪含量）的健康大師無法駁斥的。他們所提倡的飲食法可能對快速減重有幫助，卻對整體健康有害。本書中唯一提到的地中海飲食有大量西方流行病學和實驗研究佐證，因此我在書中拿來做為對人體及腸道菌有益的飲食範例。然而，在投入我感興趣的飲食與大腦健康研究的同時，我意識到，世界各地的傳統飲食其實跟地中海飲食模式頗為相似，只不過個別成分因地理區域而異。

許多傳統的東亞飲食，包括日本、韓國和華人飲食都攝取少量的紅肉和乳製品，大量攝取魚、穀物、富含多酚和抗氧化物的各種蔬食，以及黃豆製品等天然發酵食品。此外，這些亞洲文化和地中海國家的傳統飲食有很強的共通性，例如用餐時食用多種小菜。舉例來說，在日本，一頓飯可能包含一碗味噌湯、一碗米飯、一些魚，還有一些烹煮、油炸或醃漬的蔬食，都盛在小盤子上。這種食用多種而少量小菜的飲食方式，跟西班牙人的前菜或韓國人的小菜很類似。

正如世界各地所面臨的情況一樣，這些深植數千年、講求與大自然的精神連結、密切社交互動的傳統飲食，受到飲食與飲食經驗快速西化的威脅，例如速食連鎖店的擴張，且從攝取魚類轉為攝取肉類與加工食品等。許多亞洲國家由於經濟因素改善（更多人吃得起牛肉）、城市化（遠離新鮮農產品）、整體食物供應量增加（更多人負擔得起）而經歷了劇烈的營養變化。舉例來說，日本東京攝取的紅肉自一九四七年來增加了將近二十倍，是日本歷史上東京居民首度肉類攝取量超過海鮮。

傳統亞洲飲食對長壽、心血管與腦部健康的益處早已確立。舉例來說，居住在美國的日本人罹患典型西方疾病（如肥胖、代謝症候群、阿茲海默症等）的比例大幅增加，與非日本裔的美國人不相上下。反觀不在美國生活的日本人，過去數十年來，阿茲海默症的盛行率也隨之提高。針對這種現象，可能的原因是：日本人從以魚類和蔬食為主的飲食，逐漸轉為攝取較多紅肉與動物製品。研究數據顯示，與日本阿茲海默症盛行率提高最密切相關的飲食因素，即為動物性脂肪攝取量的增加。

為了親身體驗台灣當代飲食文化，我邀請了友人兼前同事洪瑞陽博士到有許多台灣移民定居的洛杉磯西部亞凱迪亞市（Arcadia），一家名為 SinBala 的知名台灣餐廳吃午飯。餐廳裡擠滿一群群聚在一起用餐的家人和朋友。我們午餐的第一道菜是牛肉麵，這是一種以大蒜、辣椒、有暖身效果的茴香、花椒和久燉的牛肉烹煮而成香氣四溢的湯，湯裡另有富嚼勁的小麥麵條。這道菜顯然被認為是台灣的代表菜餚之一。其次是由木薯粉、雞蛋、小牡蠣、九層塔做成的蚵仔煎，上面淋有混合了檸檬汁的甜辣醬。另外，我們還吃了粉圓、榨菜、魚丸湯、竹筍，以及涼麵佐小黃瓜、胡蘿蔔絲，並淋上花生和芝麻所製的涼麵醬。最後，我們吃了愛玉和仙草兩種甜點，都是放在刨冰上佐以蜂蜜與檸檬汁食用。在享受一道道美味與口感兼具的佳餚同時，洪博士告訴我許多關於台灣美食的細節，例如台灣美食受到中國南部各省以及日據時代的種種影響。

從我們的午餐以及我觀察其他客人所吃的菜餚來看，這次在台灣餐廳所享用的台灣美食，跟我向讀者推薦的健康飲食似乎沒有明顯的共通點。事實上，高碳水化合物、豬肉和豬油等動物製品的使用，以及某些菜餚所添加的糖，似乎違背了我認為傳統亞洲美食較為健康的觀念。為了更清楚認識台灣菜餚所用的材料，我們又前往鄰近專賣台灣商品的超市參觀。在這次簡短的調查之後，我更清楚了幾個重要的事實。台灣超市裡有各式各樣的新鮮蔬果、魚類和發酵食品，而且更重要的是，貨架上加工食品的比例要少得多，高糖的產品則更少。台灣現代飲食跟北美飲食相較之下較為健康，有沒有可能是因為台灣人們喜歡聚在一起用餐，以及加工食品較少，不像美國典型市場貨架上半數都是高糖食品？我很好奇台灣近年的飲食文化西化對健康是否有負面影響。根據最新的科學研究數據，台灣肥胖盛行率從一九九三年到九六年的一一・八%，增加到二〇一三到一四年的二二%，另外，極端或病態肥胖盛行率的增加比例也差不多。肥胖的增加與飲食習慣轉變為攝取較多紅肉、加工動物製品、含糖飲料，較少攝取新鮮水果、堅果和乳製品相關，這點我並不覺得意外。

傳統亞洲飲食和世界各地傳統飲食的健康益處，對於腸道菌相的組成和多樣性有正面影響，並不失為有趣的推測。正如我在書中廣泛討論的一樣，以植物為主的飲食能帶來更健康的腸道菌，並降低腸道、身體和大腦低度發炎的風險。不幸的是，在大多數的亞洲國家，飲食習慣的西化使得人們的飲食從植物為主轉為動物製品為主，而經歷這種飲食轉變的人們，在身心健康各方面都呈現惡化。基於本書詳細解釋的種種因素，我相信，傳統飲食的健康益處很大程度上是飲食與腸道菌群互動後調節出的最佳結果。除了飲食方面的相關因素外，一起共享的用餐經驗，以及與環境、季節變化和古老文化信仰密切相連的飲食傳統精神，對於大腦、腸道與腸道菌的溝通有著重要的作用，能影響大腦如何塑造菌群生活的內部環境。

我希望本書不僅能幫助台灣讀者更了解大腦、腸道和菌群在人體健康或生病時如何互相溝通，也能讓大家重新找回對增進最佳健康狀態有益的傳統飲食價值。

艾莫隆・邁爾

二〇一七年十月十五日

寫於美國加州洛杉磯

第一部

我們的身體是超級智能電腦

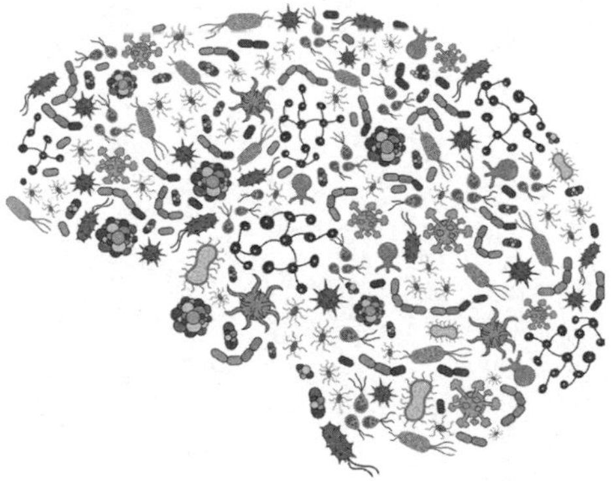

第一章　身心相連不是騙人的

我於一九七〇年就讀醫學院時，醫師普遍把人體看作一部由各自獨立且數量固定的零件所構成的複雜機器。平均而言，在受到照顧及正確飲食的情況下，人體可運作七十五年。正如高品質的汽車一樣，如果未遭遇重大事故、沒有零件出現不可修復的問題或損毀，人體就可以一直正常運作。這輩子，你只需要做幾次例行檢查，以避免有任何意料之外的不幸。而藥物和手術則是修復急性問題，如發炎、意外受傷或心臟疾病等的有力工具。

然而，過去四、五十年來，我們健康的基本面出了問題，現有的醫學模式似乎無法提供解釋或解決之道。發生的這些問題已經無法簡單用單一器官或基因異常來解釋。我們這才開始理解到，幫助身體與大腦適應迅速變遷環境的複雜調節機制，正受到我們改變中的生活方式所衝擊。這些調節機制不是各自獨立運作的，而是共同隸屬於一個整體，它們調節我們的飲食攝取、新陳代謝與體重、免疫系統、大腦的發育與健康。我們也才剛開始意識到，腸道、腸道中的微生物（又稱「腸道菌叢」〔microbiota〕），以及由菌群大量基因產生的訊息傳遞分子（統稱「腸道菌相」〔microbiome〕），是這些調節系統重要的構成要素。

我將於本書提出大腦、腸道與無數腸道菌如何溝通的革命新觀點，尤其著重於它們彼此間的連結之於維持大腦與腸道健康的角色。另外，我還將探討腸腦對話受到干擾時，會對健康產生哪些負面作用，同時提出如何重新建立並強化它們之間的溝通，來達到最佳的健康狀態。

當初在就讀醫學院時，我就覺得傳統的主流醫療觀不太對勁。我們對於器官系統與疾病機制學習甚多，但令我訝異的是，幾乎沒人提及大腦及其對胃潰瘍、高血壓、慢性疼痛等疾病的可能影響。此外，我在醫院巡房時看過一些病人，他們即使接受了徹底的檢查，還是無法得知造成自己症狀的原因。這些症狀大多是身體的不同部位——腹部、骨盆與胸腔等——感受到慢性疼痛。因此，我在大三準備著手寫論文時，便想研究大腦如何與身體產生交互作用，其中的生理運作機制又是什麼，希望能對許多常見疾病有更清楚的理解。

我在數個月內，接觸了好幾位不同科別的教授。「邁爾先生，」一任教於我母校的資深內科醫學教授卡爾（Karl）說：「我們都知道心理對慢性疾病有重要的影響，但現在沒有能研究這種臨床現象的科學方法，而且想針對這個主題寫成一篇論文，是完全不可能的。」

卡爾教授眼中的疾病模式與整個醫療系統的模式，特別適合對付某些急性疾病——突然發作或（和）病程不長的疾病——如發炎、心臟病發作或盲腸炎等外科急症。這些成功的治療案例，使得現代醫學界的信心漸長。那時沒有任何感染性疾病無法被效果強大的抗生素治癒。新型的外科技術能預防且治癒許多疾病。損傷的部位可以被切除或替換。我們只要弄清楚是哪些精密的設計細節，讓人體這台機器內的獨立零件可以順利運作，這樣就夠了。我們的健康照護體系變得日益仰賴新進的技術，樂觀主義四處瀰漫著——人們相信，即使是最致命的慢性健康問題（如癌症的摧殘），最終必能得到解決。

尼克森總統在一九七一年簽署了《美國國家癌症法》（*National Cancer Act of 1971*），從此西方醫學又有了新面向和新的軍事比喻。癌症成了全國的敵人，而人體則成了戰場。在那個戰場上，醫師採取焦土策略來對付病痛，運用有毒化學物質、致命放射線與外科手術等強化武力來攻擊癌細胞。醫界成功運用類似的手段來對付感染性疾病，動用廣效抗生素——可殺死或削弱多種細菌的抗生素——來消滅致病的細菌。對抗癌症和感染性疾病時，只要能夠打贏勝仗，周邊的損害都成了可接受的風險。

數十年來，這種機械論、軍事化的疾病模式，為醫療研究訂下的首要考量為：我們以為，只要能修復損壞的機器部位，就能解決問題，沒必要去了解最根本的起因。這種理念導致醫師使用β阻斷劑與鈣離子阻斷劑來阻斷大腦傳遞至心臟與血管的異常訊息，並以氫離子幫浦抑制劑來控制分泌過多的胃酸，治療胃潰瘍及胃灼熱。醫學與科學從未關注過那個導致一切問題的主因：大腦功能異常。有時候，最初療法失敗後，醫師甚至會訴諸更激烈的治療方式。如果氫離子幫浦抑制劑無法緩解潰瘍，你還可以直接切斷迷走神經（vagus nerve，也就是連接大腦與腸道的主要神經纖維束）。

這類療法當中，有些無疑是極為成功的。多年來，醫療系統與製藥產業似乎不覺得有改變的必要，病患也沒感覺到有需要在一開始就預防問題發生的迫切性。尤其，似乎沒人認為需要考慮大腦的影響力，以及大腦在壓力或負面心理狀態下對身體傳遞的顯著訊息。對高血壓、心臟病與胃潰瘍原有的治療方法，逐漸被能拯救性命、降低痛苦，且讓製藥業大發利市的強效治療所取代了。

但時至今日，過去機械論的比喻已經開始退流行了。傳統疾病模式的根據是四十年前的機器，如汽車、船、飛機，但這些機器都沒有現代機器裡頭最重要的東西：精密電腦。即使是當初登上月球的「阿波羅號」都僅有初階的電算設備，效能遠不及今日的 iPhone 手機，只能跟一九八〇年代德州儀器公司（Texas Instruments）的計算機相比！因此毫不意外的，當時機械論的疾病模式並未考量到電腦的計算能力或智能。換句話說，這類模式並未考慮到大腦扮演的角色。

跟科技的變化一樣，我們用來理解人體的概念也隨之改變。電腦執行計算的能力日新月異，汽車成了有輪子的行動電腦，可感測並調節零件以確保功能正常運作，未來很快就不再需要人為操控。同時，我們過去著迷於機械與引擎，現在則迷戀資訊收集與處理。機械模式在過去對治療某些疾病有所幫助，但對身體與大腦慢性疾病的理解而言，那種模式已經無法滿足我們。

機械模式的代價

把疾病看作是複雜機械當中的個別零件損壞、可藉由藥物或手術修復的傳統疾病觀，使得健康照護產業持續蓬勃發展。自一九七〇年起，美國健康照護人均花費已經成長超過二〇〇〇％。相當於美國經濟每年生產的全數產品當中，有將近二十％都被拿來支付這鉅額的費用。

不過，在二〇〇〇年公布的一份指標性報告中，美國醫療系統雖然被世界衛生組織（World Health Organization）列為花費最高的國家，但整體表現卻只拿到第三十七名，整體健康程度也僅排名第七十二名（該研究包含了一百九十一個會員國）。在大英國協基金

（Commonwealth Fund）近來公布的一份報告中，美國的醫療花費也沒有好到哪去，人均花費在十一個西方國家中最高，約為其他國家的兩倍，但整體表現的排名卻是吊車尾。這份資料反映出美國花費在處理健康問題的資源雖然不斷增加，但治療慢性疼痛疾病、腸腦相關疾病（例如腸躁症）和精神疾病（例如臨床憂鬱症、焦慮症或神經退化性疾病）的能力卻進步甚少。美國醫療表現欠佳是否要歸因於我們理解人體的模式早已過時？認同這種說法的整合健康專家、功能醫學醫師，甚至是守舊派的科學家愈來愈多。此外，改變也即將出現了。

健康竟詭異的惡化了

傳統以疾病為基礎的醫療模式無法有效處理腸躁症、慢性疼痛與憂鬱症等許多慢性疾病，而這並非傳統模式唯一的缺點。自一九七〇年代起，我們也目睹了各種健康新挑戰，例如愈來愈多人有肥胖問題、相關的新陳代謝疾病、自體免疫異常（如發炎性腸道疾病、氣喘、過敏），以及發育或老化中大腦的疾病（如自閉症、阿茲海默症與帕金森氏症等）。

舉例來說，美國的肥胖症盛行率從一九七二年總人口的十三％，增加到二〇一二年的三五％。如今，有一億五千四百七十萬名美國成人過重或肥胖，兩歲到十九歲的美國兒童有十七%或六分之一過胖。每年至少有兩百八十萬人死於過重或肥胖。全球有四四%的糖尿病、二三%的缺血性心臟病與七至四一%的特定癌症，與肥胖、過重相關。如果此一肥胖趨勢持續上升，治療民眾罹患肥胖相關疾病的代價，預計將高達一年六千兩百億美元，非常驚人。

針對許許多多叢生的新健康問題，我們仍在努力尋求解答，而且目前我們對多數的問題，依然沒有有效的解決方案。雖然美國人的長壽程度與已開發世界的許多國家不相上下，但美國人生命最後數十年的生理與心理健康，卻遠落後於其他國家。我們的壽命延長了，代價卻是多活的那些年生活品質下降。

面對這些挑戰，現在該更新我們普遍對人體的理解模式了，只有這樣做，我們才能了解：人體到底是如何運作的、如何維持身體最佳的運作狀態，以及出錯時要如何安全有效的加以修復。過時的醫療模式所產生的費用和長期附加的傷害，我們不能再繼續容忍下去。

直至目前為止，我們大多忽略了，體內最複雜的這兩個關鍵系統——腸道（消化系統）與大腦（神經系統）——對維持整體健康有多重要。身心息息相關，這絕非謬論，而是生物學上的事實，更是論及整體身體健康所必須理解的一環。

消化系統的超級電腦觀

過去數十年來，把全身視為一台機械，一直是我們理解消化系統的基礎。這種機械模式大致上把腸道當作以十九世紀蒸汽機原則運作的舊式機器。我們食用、咀嚼、吞嚥食物，然後胃部以機械的碾磨力輔以濃縮的鹽酸來分解食物，接著把均質的食糜送進小腸，由小腸吸收熱量與營養素，再把未消化完的部分送進大腸，由大腸處理並排泄剩餘物。這種工業時代的比喻很容易理解，也影響了好幾個世代的醫師，包括今天的腸胃科醫師與外科醫師在內。根據這種觀點，切除消化道的異常部位，或對其施以繞道手術都是小事一樁，醫師可重新大幅設置腸胃道來達到減重目的。我們對這些干預手術如此熟練，甚至不用外科手術，僅以內視鏡就可以施行。

然而，這種模式其實是過度簡化的結果。儘管醫學界持續認為消化系統與大腦大致不相干，我們卻已得知，這兩個器官彼此間有微妙的關聯，這種觀點反映在「腸腦軸線」（gut-brain axis）的概念上，它指出，人體的消化系統比過去所假設的更精密、複雜且強大許多。最近許多研究顯示，腸道與腸內寄生的菌群互動密切，不僅影響我們的基本情緒、疼痛敏感度、社交互動，甚至左右了我們做的許多決定——不只是食物偏好與進食份量而已。腸道與大腦間的複雜溝通，從神經生物學角度認證了慣用語 gut-based decision making

（意謂憑感覺而非邏輯來做決定，堪稱「從『腸』計議」）確有其事；腸道與大腦間的複雜溝通，確實在我們為人生做出某些重大決定時有所影響。

腸道與大腦間的關聯不該只有心理學家感興趣。這種關聯並非憑空想像，而是大腦和腸道間在結構上就設定好了連結，並且有血流傳送生物溝通訊息來助其一臂之力。但在深入探究之前，讓我們先停下腳步，好好認識一下我所謂的「腸道」是什麼，它可是遠比簡單的食物處理機還要複雜許多的消化系統。

腸道的能力超過所有的其他器官，甚至跟大腦不相上下。腸道有自己的神經系統，在科學文獻中稱為「腸神經系統」（enteric nervous system，ＥＮＳ），媒體常稱之為「第二大腦」。這個「第二大腦」乃是由五千萬至上億個神經細胞所組成，與脊髓內的神經細胞數量差不多。

腸道的免疫細胞是身體免疫系統的主力，換句話說，居住在腸道壁的免疫細胞比血液循環或骨髓中的還多。這個部位之所以有如此大量的免疫細胞是有原因的，因為腸道會接觸到我們攝取的食物中可能致命的微生物。當我們不小心吃下受汙染的食物或水時，腸道的免疫防禦系統有能力辨別並摧毀這些進入消化系統的危險入侵菌種。更了不起的是，腸道免疫系統是從數以兆計、寄居在腸道的其他益菌中（亦即腸道菌叢），辨認出少數這些可能致命的細菌，完成殲滅任務。完成這項具挑戰性的任務，也能確保我們跟腸道菌叢完美、和諧的相處在一起。

你的腸道內壁布滿了大量的內分泌細胞，必要時，這些特化細胞（specialized cells）能分泌多達二十種不同的荷爾蒙到血液當中。如果把這些內分泌細胞全聚在一起，可是比所有其他內分泌器官——生殖腺、甲狀腺、腦下垂體、腎上腺等——加起來都還要大。

腸道也是人體內最大的血清素儲藏庫。身體中九五％的血清素都儲藏於此。血清素這種訊息傳遞分子在腸腦軸線中扮演了關鍵角色，它不僅是正常腸道功能的要角，能協調腸道收縮，讓食物在消化系統內推進，還能影響睡眠、食慾、疼痛敏感度、心情與整體健康等重大功能。由於血清素廣泛參與這些腦部系統的調節，所以它也成了主流抗憂鬱藥物（也就是血清素再吸收抑制劑〔serotonin reuptake inhibitors〕）的主要目標。

如果腸道唯一的功能只有消化，為什麼會配備無與倫比的特化細胞與訊息傳遞系統？這問題的答案就是腸道鮮為人知的一個特色：腸道是占我們體表最大面積的巨型感覺器官，其功能極為重要。如果把腸道攤開的話，它足足有一個籃球場大，且布滿數以千計的感測器，以訊息傳遞分子的形式，把食物中大量的資訊（如甜苦、冷熱、嗆辣或舒緩等）一一編碼。

腸道與大腦的連結方式，包含可雙向傳送資訊的大神經管，和透過血液傳送的溝通管道——腸道製造的荷爾蒙與發炎訊息傳遞分子，會透過血液往上傳送給大腦；大腦製造的荷爾蒙則會往下傳送給腸道中的各細胞，例如平滑肌、神經、免疫細胞等，改變它們的功能。許多抵達大腦的腸道訊息，不僅會使腸道產生各種知覺，例如飽餐一頓後的飽足感、噁心、不適感、幸福感，也能刺激大腦產生回應，並回傳給腸道，使腸道出現各種不同的反應。而且大腦不會忘記這些感覺。「腸道感覺」將存在大腦的大資料庫中，讓我們在未來做決定時可取用。我們腸道所感覺到的一切，不僅影響我們決定要吃什麼或喝什麼，甚至還包括我們選擇與誰相處，以及我們身為員工、陪審團的一員或領導者時，評估關鍵訊息的方式。

中國哲學的陰陽理論把相反或相對的力量，視為互補且彼此相關的力量，陰陽互動形成合而為一的整體。如果把這個理論用在腸腦軸線上，我們可把腸道「感覺」視為陰，把腸道「反應」視為陽。陰陽是同一實體兩個面向的彼此互補，以「腸腦軸線」這個實體而言，感覺與反應也正是同一個雙向腸腦迴路的不同層面，而此一腸腦迴路對於人的健康快樂、情緒，以及直覺決定的能力，有著重大影響。

腸道菌叢的曙光

過去數十年來，有關腸腦互動的研究發現一直鮮少受到重視，不過，腸腦軸線卻在近幾年成了眾人目光的焦點。這個轉變可歸功於，人類對於腸道中寄居的細菌、古生菌、真菌與病毒等（統稱為腸道菌叢）的知識與資料迅速增加。雖然人類的數量遠不及

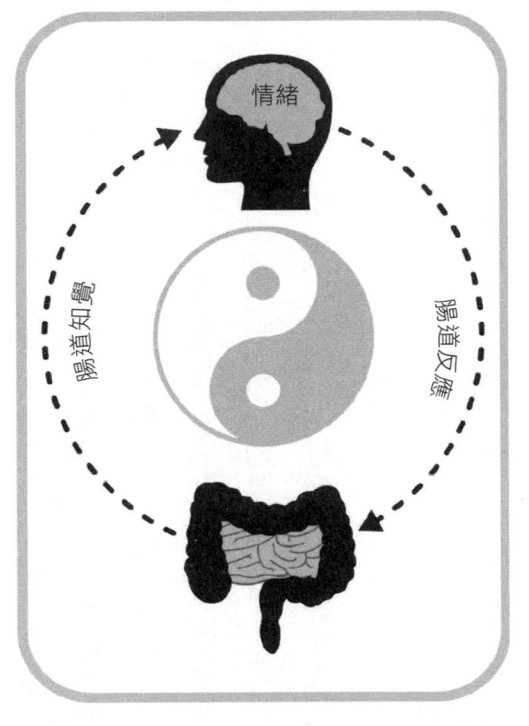

圖一：腸道與大腦間的雙向溝通

腸道與大腦藉由神經、荷爾蒙、發炎分子等雙向的訊息傳遞途徑緊密相連。腸道產生的豐富感覺資訊會抵達大腦（腸道知覺），大腦再傳遞訊息回腸道以調節其功能（腸道反應）。這些途徑的密切互動對於情緒的產生與最佳腸道功能有著重要作用。兩者間有微妙的關聯。

這些肉眼看不見的微生物（光是你腸道的微生物就比地球上的人類多出十萬倍），但人類一直要到三百年前左右才意識到微生物的存在，當時荷蘭科學家雷文霍克（Antonie van Leeuwenhoek）對顯微鏡做出了重大革新，並且透過顯微鏡，觀察到牙齒碎屑中的活體微生物，他把它們取名為「微動物」（animalcules）。

我們辨識這些微生物，並為它們歸類的能力自此出現重大的科技變革，而且多數的進步都在過去十年內發生。能夠有此長足的進展，人類微生物組計畫（Human Microbiome Project）功不可沒。為了辨認與我們共存的微生物，並將其分門別類，美國國家衛生研究院（National Institutes of Health）在二〇〇七年十月展開這個計畫，目標是認識人類基因與代謝型態中有哪些微生物組成，以及微生物如何影響我們正常的生理功能與疾病傾向。

過去十年來，腸道菌這個議題幾乎已擴及所有的醫療領域，甚至連精神科與外科等差異極大的專科都開始重視。肉眼看不見的微生物群落存在於世界各個角落，包括動植物身上、土壤、深海火山噴口、高層大氣層等處。人類對微生物體的迷戀，也讓科學家們研究起居住於海洋、土壤與森林中的微生物。白宮甚至於二〇一五年召集全美科學家共同探討微生物如何影響地球氣候、食物供給與人類健康。前美國總統歐巴馬也在二〇一六年五月十三日宣布展開「美國國家微生物組計畫」（Microbiome Initiative），這個計畫類似美國於二〇一四年推動的「大腦計畫」（Brain Initiative），當時政府投注了數十億美元的資金以研究人類大腦。

人類從自身菌群獲得的益處對健康有重大的影響。其中最廣為記載的益處，包括協助腸道消化無法自行處理的食物成分、調節身體的新陳代謝、處理並排除伴隨食物進入人體的危

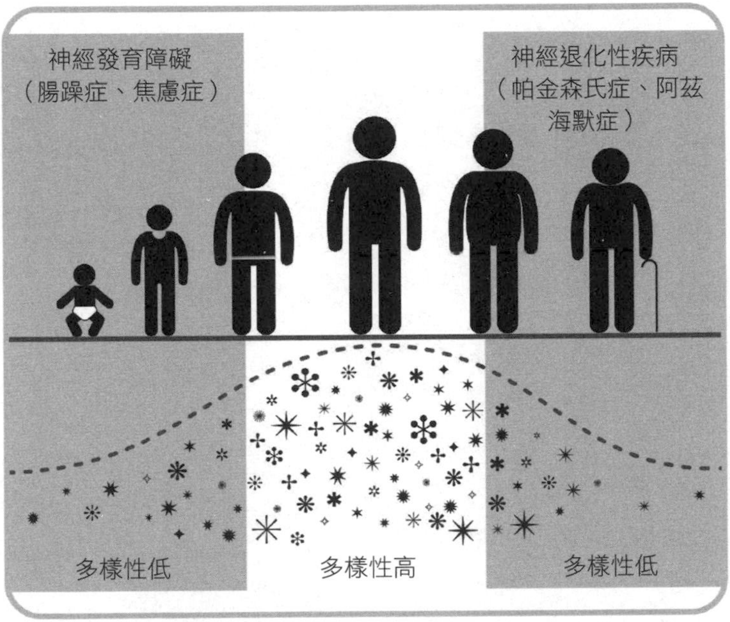

圖二：腸道菌叢多樣性與罹患大腦疾病的可能性

在人的一生中，腸道菌的多樣性與數量會出現高低變化。在出生後的頭三年、人體尚在建立穩定的腸道菌相時最低，成年時達到高峰，年老時又下降。年紀較小時腸道菌多樣性低，這時間點恰巧與神經發育障礙（如自閉症與焦慮症）的好發期相符；晚年多樣性降低，又與神經退化性疾病（如帕金森氏症與阿茲海默症）好發期一致，令人不禁推測腸道菌多樣性低的狀態，可能是罹患此類疾病的風險因子。

險化學物質、訓練並調節免疫系統、預防危險病原體的入侵與滋長。另一方面，腸道菌相——腸道菌與它們集體的基因及基因組——則跟許多疾病有關，例如腸躁症、抗生素相關性腹瀉、氣喘，甚至是泛自閉症障礙與帕金森氏症等腦部神經退化性疾病。

在新興科技的協助下，我們漸漸從人體皮膚、臉部、鼻孔、嘴唇、眼皮，甚至齒間發現並區辨出不同的微生物群。不過，腸道仍是目前人體微生物數量最多之處，尤其是大腸。超過一百兆個微生物居住在黑暗且幾乎無氧的人體腸道內，數量約與人體全數細胞不相上下——如果把人類紅血球細胞也計入的話。這意謂著，人體表面或人體內僅有十%的細胞是屬於人類的。（如果納入紅血球細胞的話，此數字則接近五十%。）如果你把所有的腸道菌湊在一起組成一個器官，該器官的重量會介於二至六磅（〇・九到二・七公斤之間），跟重量約為二・六磅（約一・二公斤）的大腦相仿。基於這個類比，有些人把腸道菌叢稱為「被遺忘的器官」。由一千種菌構成的腸道菌叢擁有超過七百萬個基因，與人類基因數量的比是三百六十比一。這意謂，由人類基因與微生物基因共同構成的「全基因體」（hologenome）[1]之中，只有不到一%是出自人類本身！

這些基因不僅賦予腸道菌極大的能力，可產生能與我們溝通的分子，也容許它們表現出令人驚訝的變異。人與人之間的腸道菌叢差異很大，從腸道菌相的菌株和菌種來看，沒有兩個人是完全相同的。你腸道中存在著哪些腸道菌，會受到許多因素的影響，包括基因、母親的菌群（我們在某種程度上都會承接一些）、家中其他成員帶有的菌群、自己的飲食等——我們將在本書陸陸續續談到這些因素——以及你大腦的活動與心理狀態。

想徹底了解微生物對人體有多重要，我們必須記得它們的來源以及它們如何與人類產生關聯。馬丁・布雷瑟（Martin Blaser）在他的書《不該被殺掉的微生物》（*Missing Microbes*）中對這段演化故事有絕妙的描述：

大約有三十億年之久，細菌是地球上唯一居住的生物住民。它們占據了每一吋土地、空氣和水域，驅動化學反應，為多細胞生命的演化創造條件。慢慢的，在長時間的試驗與錯誤之後，它們發明了複雜而強大的回饋系統，其中包括了「語言」，這套語言至今仍非常有效率的支持所有地球生命的運作。

我們所有學到關於腸道菌叢的知識，都質疑著傳統的科學信仰，這也是為什麼這個主題在科學界與媒體圈都引起諸多興趣與爭議的原因。這也是為什麼有人會對腸道菌相的影

1「演化的全基因體假設」（hologenome theory of evolution）認為，宿命本身的基因和其身上共生微生物的基因，合起來構成了所謂的「全基因體」，並以此為演化單位，進行演化。

響提出更為深入且更富哲理的問題：我們人體是否只是菌群居住的媒介而已？菌群是否操縱了人類的大腦，讓我們尋找最適合它們的食物？人類體內非人類細胞的數量超過人類細胞，這個事實是否會改變我們身而為人的概念？

這些哲學推論很有趣，但目前還缺少科學證據的支持。然而，迄今（過去十年來）有關人體微生物相的科學發現，同樣帶來了深遠的影響。雖然這個快速發展的科學探索之旅僅在起步階段，但我們已不能把自己視為有別於地球上所有其他生物、唯一具備智能的演化產物。正如十六世紀時，哥白尼革命（Copernican Revolution）徹底改變了我們對自己的世界在太陽系中位置的理解，以及達爾文在十九世紀提出的革命性理論，永遠改變了我們在動物王國中的位置，人類微生物科學再次讓我們不得不重新衡量人類在地球上的角色。根據新微生物科學的觀點，人類這種生物，其實是由人類與微生物所組成，緊密相連、不可分割且互相依存的超有機體（supraorganism）。最值得注意的是，對這個超有機體而言，微生物的組成遠大於人類的比例。人體微生物藉由共通的生物溝通系統，與土壤、空氣和海洋的其他微生物群，還有地球上所有其他生物身上幾乎都有的共生微生物緊密相連，因此人類也緊密且微妙地與地球的生命之網交織在一起。人類微生物的超有機體概念，對人類如何理解自己在地球上的角色，以及對健康與疾病的許多層面，都有極為重大的意義。

腸腦菌軸失去平衡

對任何生態系而言，它的健康與否，都能表現在其對抗外侮與擾亂的穩定度和復原力上。促成生態健康的主要因素，是該生態系中有機體的多樣性與豐富度。同樣的標準也適用於人類腸道菌的生態系。愈來愈多的證據顯示，腸道菌的組成在人們罹患若干腸道疾病時，會失去健康穩定的狀態（我們稱之為生態失調〔dysbiosis〕）。最嚴重也最典型的生態失調是少部分接受抗生素治療的醫院病患，他們在抗生素療程後出現了嚴重的腹瀉與腸道發炎。這種所謂的「困難梭狀芽孢桿菌感染」（Clostridium difficile colitis），是由於廣效抗生素療程大幅降低了正常腸道菌叢的多樣性與豐富度，使困難梭狀芽孢桿菌這種病原體有機可乘。另外，人們觀察到，透過重建受損的腸道菌叢結構，就可迅速治癒結腸感染，這也再次證實了腸道菌的多樣性對腸道健康很重要。目前唯一可幫這些病患重建腸道菌多樣性的方式，是移植健康捐贈者的完整糞菌至感染者的腸道，也就是所謂的「糞菌移植」（fecal microbial transplantation），可使病患自身的微生物組合幾乎奇蹟般地重建。我們稍後將在本書學到更多有關這種新治療方式的知識。

不過，在其他慢性腸道疾病（如潰瘍性大腸炎、克隆氏症或腸躁症等腸腦相關疾病）對身體的種種影響中，微生物生態失調的確切角色和參與程度，我們理解得還不夠透澈，至今仍有許多疑問還沒解開。全球有十五%的人口罹患腸躁症、排便習慣改變、腹痛不適等症狀。許多研究已指出，部分病患有腸道菌叢改變的情形，但目前尚不清楚，對個別病患而言，目前可供使用的重建腸道菌療法（包括抗生素、益生菌、特殊飲食、糞菌移植等）哪個成效最佳。

微生物角色的崛起

要是在幾年前，這一切聽起來恐怕仍像是科幻小說的情節，但現在新的科學已經證實，我們的大腦、腸道、腸道菌以共通的生物語言互相溝通。這些肉眼看不見的生物如何跟我們說話？我們怎麼聽見它們的聲音？它們是如何做到跟我們溝通的呢？

微生物不僅居住在腸道內，而且許多微生物就位於腸內壁薄薄一層的黏液與細胞中。在這個獨特的棲地中，它們與腸道的免疫細胞，以及負責為腸道知覺編碼的眾多細胞感測器，密不可分。換句話說，它們跟我們體內主要的資訊收集系統有著密切的接觸。這個地理位置讓它們得以聽到大腦對腸道發出的訊息，透露你壓力有多大，或者你感到愉快、焦躁、憤怒等，有時甚至連你自己都不完全清楚這些情緒狀態。而且，它們不僅僅是聽而已，這雖然聽起來很不可思議，但你的腸道菌能產生並調節那些腸道回傳給大腦的訊息，無異是影響你情緒的要角。因此，最早由大腦產生的情緒，會影響腸道和腸道菌產生的訊息，接著這些訊息會再回傳至大腦，最後強化、甚至延長了大腦中的情緒狀態。

與這個主題有關的論文，最早大約在十年前出現於科學文獻上，大多為動物研究。當時我對這些看似與傳統醫學觀大相逕庭的研究結果和意義心存懷疑。不過，後來在柯爾絲頓．蒂莉希博士（Kirsten Tillisch）的帶領下，我於加州大學洛杉磯分校（University of California, Los Angeles）的研究團隊，在健康受試者身上進行研究，證實了那些動物研究的結果。從此，我就決心進一步探索，腸道菌叢與大腦的互動究竟能否影響我們的背景情緒、社交互動，甚至做決策的能力。維持微生物的良好平衡是否為心理健康的先決條件？如果腸腦之間的連結受到改變，是否會提高罹患大腦慢性疾病的風險？這些問題不僅從科學家的觀點看來覺得有趣，從普通人的觀點看來也是如此：許多腦部疾病造成了人類的苦難，並產生高昂的照護費用，因此我們迫切需要更了解腸腦之間的連結。

數據顯示，泛自閉症障礙的盛行率在近幾年間暴增且持續上升，從一九六六年每一萬名孩童中有四．五人，增長為二〇一〇年的每六十八名八歲孩童中，就有一名患病。來自二〇一四年美國國民健康訪問調查（2014 National Health Interview）的最新資料也顯示，多達二．二％的美國孩童曾於某個時期被診斷有泛自閉症障礙，意思是目前每五十八名美國孩童中，就有一人患病。盛行率的上升可能跟大眾對泛自閉症障礙的意識提升及診斷標準的改變有關，但證據也顯示，泛自閉症障礙光是在過去十年內就增長了至少兩倍。

除了泛自閉症障礙盛行率上升外，其他跟腸道菌叢改變相關的疾病也暴增，包括自體免疫疾病與新陳代謝疾病。這些新流行病相似的時間進程顯示了，這些疾病有一個共通的潛在機制，跟過去五十年來我們腸道菌叢的改變有關。我們生活模式與飲食的改變，以及廣泛使用抗生素，都被認為是可能的因素。最近已有一些動物研究證實了這項關聯性，另外，近來特定益生菌與糞菌移植的臨床實驗，也已經開始直接測試腸道菌叢與行為異常之間的關聯。

神經退化性疾病的盛行率也同樣在上升當中。在工業化國家，年逾六十歲者，每一百人就有一人罹患帕金森氏症。在美國，至少有五十萬人罹患帕金森氏症，且每年增加五萬個新病例。雖然有人預估帕金森氏症到二〇三〇年將成長一倍，但該病真正的盛行率其實不容易估算，因為通常病患要在病情已相當嚴重，出現典型神經性病徵與症狀時才能確診。事實上，最近有研究顯示，腸神經系統在帕金森氏症典型症狀顯現以前，就已出現該病特有的神經退化現象，另外，腸道菌叢組成的改變也會伴隨著該病發生。

與此同時，美國在二〇一三年有多達五百萬名阿茲海默症病患，而研究預測，到了二〇五〇年，病患人數將暴增將近三倍，達到一千四百萬人。阿茲海默症在六十歲後首次出現症狀，跟帕金森氏症典型的發病年齡相似，而且風險也同樣會隨著年齡增長而提高。超過六十五歲後，患病人數每五年增加一倍。阿茲海默症的經濟成本非常高昂，如果以目前的趨勢繼續成長，預估到了二〇五〇年，照顧此類病患的成本將暴增為每年一．一兆美元。人一生中腸道菌功能的變化，有沒有可能影響了上述兩種好發年齡相仿的神經退化性疾病？

在美國，憂鬱症是造成身心障礙的第二大主因，而憂鬱症也被認為與腸道菌叢有關。最常用來治療憂鬱症的藥物是所謂的血清素再吸收抑制劑，例如百憂解（Prozac）、克憂果（Paxil）、舒憂（Celexa）等，這些藥物能加強血清素傳遞系統的活動。精神病學一直以來都認為此系統位於大腦，然而現在我們已經知道，體內九五％的血清素其實藏在腸道的特化細胞內，會影響這些含有血清素的細胞的因素包括：我們的飲食、腸道菌特定菌種分泌的化學物質，還有來自大腦、告知目前情緒狀態的訊息。最驚人的是，這些細胞跟負責直接傳訊回大腦情緒調節中心的感覺神經緊密相連，使得它們成為腸腦軸線的重要中心。腸道菌及其代謝物因為處於這個優越的地理位置，很可能影響了憂鬱症的出現、症狀的嚴重程度與時間長短。這個可能性很耐人尋味，如果對照研究加以證實，那麼就有機會開發出更具效果的治療方式，包括特定的飲食療法。

我們將在本書談到一些新證據，這些證據正逐漸開始確立一些最嚴重的大腦疾病、最常見的腸腦相關疾病，和腸道菌跟大腦溝通方式改變之間的關聯性，另外還有我們的生活模式和飲食可能對這種關聯產生什麼樣的影響。

人如其食——如果把腸道菌叢也考慮進去的話

「告訴我你吃什麼，我就知道你是怎樣的人。」法國律師、醫師，暨十九世紀一本深具影響力的味覺生理學巨著的作者薩瓦蘭（Jean Anthelme Brillat-Savarin）如此寫道。這位高級美食的鑑賞家——甚至有起司和糕點以他為名——針對飲食、肥胖與消化不良，提出了一些意義深遠的早期觀點。但他在一八二六年寫下這段話時，不可能知道腸道菌能調節食物如何影響心理健康與重要的大腦功能。事實上，腸道菌叢居住在腸道與神經系統的接合處且肩負重任，它們直接串連我們身心健康與飲食之間的關係，接著再串連我們的感覺、情緒與食物消化的關係。

你的腸道每一個瞬間都在收集關於你的食物和環境的資訊，而且一天二十四小時、一週七天，甚至連睡覺時都不曾間斷。大部分的資訊收集工作由胃部與小腸前段處理，這些部位只有少量的菌群寄居，對於腸腦溝通的貢獻可能有限，但負責消化剩餘食物並產生大量分子的數兆大腸菌群，則為此過程展開全新的層面。我們從動物實驗得知，欠缺腸道菌並不會影響存亡，也不妨礙營養素的消化與吸收，不過前提是你住在沒有病原體的環境當中。但如今我們知道，處於無菌實驗室中的老鼠、大鼠甚至是馬匹等動物，大腦發育都出現重大的改變，尤其是跟情緒調節相關的大腦區域。在這種無菌的環境中成長，將對大腦產生嚴重的負面影響。

腸道菌的健康與否取決於你所攝取的食物，而且它們寄居在你體內的最初幾年，已多多少少設定好它們的食物偏好。但不管原始設定是什麼，它們幾乎可以消化掉任何你餵給它們的食物——無論你是雜食者或魚素者（除魚類外禁食其他肉類者）。不管你餵給它們什麼食物，它們都會用儲存在數百萬基因中的龐大資訊，把那些消化到一半的食物轉化為數十萬種不同的代謝物。這些代謝物對人體有哪些影響，我們目前只有初步的認識，但我們知道，部分代謝物對消化道，包括其神經與免疫細胞在內，有極大的影響。另一些代謝物則會進入血液，參與長距離的訊息傳送，影響遍及每個器官，包括大腦。腸道菌叢產生的這種代謝物分子有個特別重要的能力，就是在目標器官引發低度發炎，因此被認為跟肥胖、心臟病、慢性疼痛，以及大腦的退化性疾病有關。這些發炎分子及其對特定大腦區域的影響，可能成為我們了解許多人類腦部疾病的關鍵。

腸腦新科學對健康的意義為何？

腸腦溝通的新科學概念，無疑是科學家與媒體近幾年來最感興趣的主題之一。誰能想到，把來自個性活潑小鼠的腸道菌叢糞球移植到膽怯的小鼠身上，竟能改變後者的行為，讓牠變得跟愛交際的前者相似了起來？誰能想到，在另一個類似的實驗中，從過重的貪吃老鼠身上移植而來的糞便與糞菌，竟讓接受移植的瘦小老鼠也開始過度飲食？又有誰能想到，健康人類女性攝取富含益生菌的優格四週後，竟降低了大腦對負面情緒刺激的反應？

腸道菌叢與大腦構成的整合系統，及腸道菌叢與飲食之間緊密的關係，這新知揭露了心智、大腦、腸道與腸道菌叢彼此間的互動。這些互動可能讓我們更易於罹患愈來愈多種疾病，也可能幫助我們維持最佳的健康狀態。但更具顛覆性的是，我們正在重新建立對疾病、健康與心理健康的理解，這種新理解方式把人體視為一個生態系，以此為基礎，強調人體腸道與大腦內的無數參與者互相連結，共同創造出穩定且具抗病力的人體環境。

這種新觀念會讓我們對目前的醫療保健體制提出更多需求。醫療體制必須拋開目前主流但過時的觀念，不要再把身體視為零件各自獨立的複雜機器，而是把身體看作是一個牽一髮而動全身的生態系，它在面對干擾時，能以多樣性來創造穩定性與抗病力。正如一位知名微生物學家所說的，我們需要停止對個別細胞或微生物宣戰，並開始把腸道菌叢視為友善的公園管理員，它們會協助維持人體這個複雜生態系的生物多樣性。這種典範轉移是讓我們的腸道及全身得以健康並從病中復原的關鍵。這種新理解很可能開創新途徑，讓數百萬美國人罹患的常見疾病得到治療與預防。

現在是讓自己成為體內生態系、身體與心智工程師的時候了。想成為自身的生態系統工程師，首先你必須了解自己的腸道如何與大腦溝通，以及腸道菌如何影響那兩者的互動。在接下來的內容裡，我們將看到與這些溝通系統有關的最新科學發現。如果讀完本書，你能以全新的角度看待自己和周遭的世界，那就代表我成功了。

第二章　心和腸如何溝通

想像你開車在高速公路上，緊跟在你後方的駕駛人突然駛入車陣中，又急轉到你前方，然後緊急煞車。你用力急煞以免撞上他，導致自己的車滑向另一個車道。此時你卻看到他哈哈大笑——你的頸部肌肉開始緊繃、咬牙切齒、雙唇閉起、皺起眉毛。你的另一半從副駕駛座立即發現你面有怒意。請再回憶你過去曾經感到憂慮的時候。你的臉色一沉、目光往下移，於是身邊的人都發現你的情緒不對勁。

從別人的臉部表情辨識情緒，對我們來說是再自然不過的事。這種技能超越語言、種族、文化、國籍，甚至物種的障礙——我們能辨別發怒的狗或害怕的貓。人類被大自然設定為能輕易辨識各種情緒，並根據狀況評估該做何反應。你的情緒能表現得很清楚，是因為大腦發送出明確的訊息模式給臉部許多的小肌肉，這意謂著每種情緒都有相應的臉部表情。周圍的人能在瞬間判別你的臉部表情。我們每個人都能讓別人一目了然地看出我們的情緒。

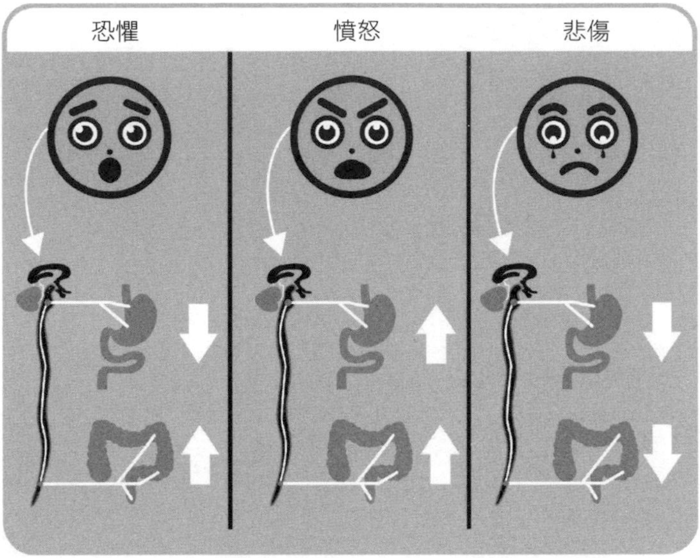

圖三：腸道是情緒性臉部表情的鏡像

情緒詳實反映在一個人的臉部表情上，相似的情緒表情也會發生在我們腸胃道的不同區域裡，這是受到大腦邊緣系統產生的神經訊號影響所致。對上腸胃道與下腸胃道發出的訊號，可能是同步或是相反的。圖中白色箭頭指出與某情緒相關的腸胃道收縮增加或減少。

然而，腸道對這些情緒的反應，我們卻渾然不覺。你在車陣中大發雷霆的時候，大腦除了發送訊息給臉部肌肉，也會發送獨特的訊息模式給消化系統，你的消化系統隨之產生劇烈的反應。在車上，當你為前方的駕駛者急煞擋住你而抓狂時，你的胃部會激烈收縮，胃酸分泌增加，胃部清空早餐所吃炒蛋的動作也隨著慢了下來。同時，你的腸子會扭動、分泌黏液及其他消化液。當你在焦慮或難過時，出現的則是相似卻不同的模式：沮喪時，腸子幾乎完全不動。事實上，就我們現在所知，你的腸子會反映大腦產生的各種情緒。

這些大腦迴路的活動也會影響其他器官，為你感覺到的每種情緒創造出相應的反應。例如感到壓力時，心跳會加快、頸部與肩膀的肌肉變緊繃，感到放鬆時則相反。但大腦跟腸道的關係遠較其他器官緊密，它們的連結不僅全面，更是與生俱來的。人們常常經由自己的腸胃感受到情緒，因此反映出這個事實的語言非常豐富。每一次你的「胃揪成一團」、有什麼「柔腸百轉」、「肝腸寸斷」的痛苦經驗，或是英文中的 butterflies in your stomach（胃裡好像有蝴蝶在飛，形容心情緊張、七上八下），其實都是大腦的情緒迴路在作怪。你的情緒、大腦和腸胃以獨一無二的方式彼此相連。

如果有病患因為異常的腸胃反應而到醫療體系求診，內視鏡診察沒發現發炎或腫瘤等嚴重情形，醫師通常會忽視病患症狀的重要性，並因為無法提供有效方法來紓解症狀，在感到挫折之餘，通常會建議病患採行特殊飲食、服用益生菌或藥丸，來讓異常的腸胃症狀變為正常，而不去探究這種反應的真正原因。

如果更多醫師和病患了解到，腸道其實是情緒演出的戲劇舞台，這場戲就不容易成為痛苦的鬧劇一場。近十五%的美國人都曾有過跟腸腦疾病相關的異常腸胃反應，包括腸躁症、慢性便祕、消化不良、功能性心灼熱等。病患的症狀包括噁心、腹鳴、脹氣到痛苦得難以忍受。令人吃驚的是，大多數出現異常腸胃反應的病患，都不了解自己的腸胃問題反映的其實是自己的情緒狀態。

更令人吃驚的是，他們的醫師在多數情況下也不知道。

無法停止嘔吐的男性

我身為腸胃專科醫師，在不算短的行醫生涯中看過許多病患，其中令我記憶最深刻的是一名叫比爾的男病患。二十五歲的比爾跟著他五十二歲的母親來就診，除了腸胃症狀以外，他的健康狀況相當良好。沒想到，他母親率先開口對我說：「我真心希望您能幫助比爾。您是我們最後的希望。我們一點辦法也沒有了。」

過去八年來，比爾因為極難受的胃痛與止不住的嘔吐，在大小急診室裡度過數不清的時間。在情況特別糟糕的時期，他一週要上急診室好幾次。通常急診室的醫師會開止痛劑和鎮靜劑來緩解他的不適，但他們似乎都不清楚他究竟是怎麼了。更慘的是，有些醫師甚至把他上醫院看作是藥物成癮的覓藥行為，因為他們做出的診斷檢測似乎跟他症狀的嚴重性不太相符。

比爾已經看過好幾位腸胃科醫師，他們都為他做了徹底的檢查，但都找不出症狀如此嚴重的原因。持續的疼痛與嘔吐迫使他從大學輟學，搬回老家跟擔心他的父母同住。

比爾的母親在商界工作，比爾過去的醫師無法準確診斷出比爾的病因，讓她感到十分挫折，因此她開始上網尋找答案。「我認為他符合所有週期性嘔吐症（cyclical vomiting syndrome）的症狀。」她告訴我。

身為比爾的醫師，我想親自確認是否屬實。

跟其他腸腦相關疾病一樣，有不少怪異的理論曾被提出來解釋週期性嘔吐症各種獨特的症狀。不過，根據我的團隊與加州大學洛杉磯分校其他研究小組所做的研究，我相信最有可能的理由是，大腦對壓力反應過度，因而引發過於激烈的腸道反應。

週期性嘔吐症病患通常是因為生活事件帶來壓力而引發症狀。許多看似不相關的刺激，包括劇烈運動、經期、去高海拔的地方、較長時間的精神壓力，都可能導致身心不平衡而引發症狀。當大腦感覺到威脅（不見得是有意識的），就會發出訊號給負責協調我們所有重要功能的大腦區域：下視丘，要它準備分泌一種關鍵的壓力荷爾蒙，稱為「促腎上腺皮質激素釋放因子」（Corticotropin-releasing factor，簡稱ＣＲＦ），其功能就像一個總開關，把大腦（以及身體）轉換成壓力回應模式。這種病患即使ＣＲＦ系統隨時處於蓄勢待發的狀態，卻可能好幾個月、甚至好幾年完全沒有症狀，但當他們經歷額外的壓力時，就引發了循環的症狀。

當CRF值升高到一定程度，就會把身體所有器官和細胞，包括腸道，轉換成壓力模式。我於加州大學洛杉磯分校的同事依薇特・戴許（Yvette Tache）是研究壓力引發腸腦作用領域的世界級專家，她在一連串的動物實驗中找到許多CRF觸發的身體反應。

大腦中升高的CRF值會提高焦慮感，讓人對各種感

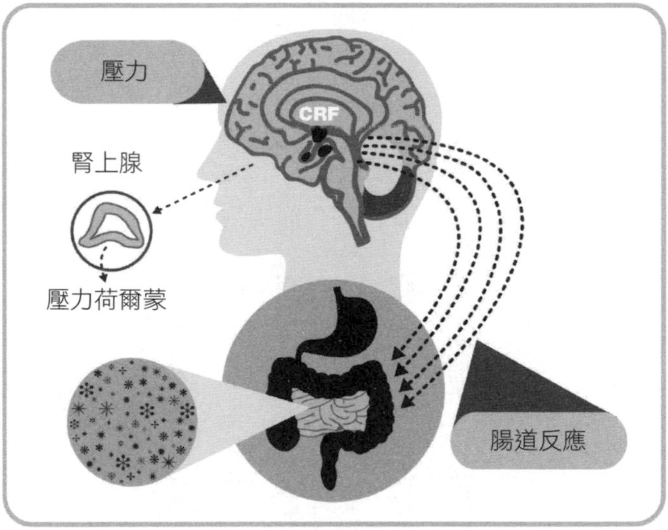

圖四：壓力下的腸道反應

人的正常平衡狀態遭遇任何干擾（如壓力）時，大腦會產生協調回應，以求個體健康與生存的最佳化。促腎上腺皮質激素釋放因子是激發這種壓力反應的化學總開關。CRF 由下視丘分泌，在大腦鄰近的幾個區域發揮作用。壓力引發大腦分泌的 CRF 跟體內壓力荷爾蒙（如皮質醇、去甲腎上腺素等）上升有關。這個過程也會激發壓力型腸道反應，影響腸道菌叢的組成與活動。

覺更加敏銳，包括腸道傳來的訊號——出現在人體的感受就會是嚴重的腹痛。腸道本身也會收縮得更加頻繁，並清除腸道裡的東西，造成腹瀉。胃部蠕動會變慢，甚至翻轉，往上清除它的內容物。腸壁會更容易滲漏，結腸也會分泌更多的水和黏液，流經胃、腸黏膜的血液量於是隨之增加。

以比爾的例子來說，只要針對其症狀問幾個關鍵問題，就能協助我做出診斷。我問比爾幾次嘔吐發作之間是否完全沒有症狀，他回答是。我問他和他母親是否有偏頭痛的家族病史，因為這種慢性疼痛常與週期性嘔吐症有關，而他母親和祖母也確實都有偏頭痛的毛病。

「你在發作之前感覺到的症狀是什麼？」我問。比爾告訴我，嚴重發作前通常會極度焦慮、盜汗、手部發冷、心臟怦怦跳，持續十五分鐘左右——全都是身體出現壓力反應的症狀。此外，這些症狀會讓他在一大早驚醒——這是週期性嘔吐症的另一個辨識特徵。（這可能是因為人體的中樞壓力系統日間活動增加之故。）有時候，洗個熱水澡或吃顆安定文錠（Ativan）可以避免發作，可是大多數時候沒什麼用。「我一旦開始吐，就停不下來，必須衝去急診才行。」

「在急診室會發生什麼事？」我問。比爾告訴我，醫師會勉強開給他一些麻醉性止痛劑，這些藥通常會讓他昏睡，一個小時後醒來，症狀就消失了。比爾先前做過許多診斷測驗，包括內視鏡、腹部電腦斷層，都沒檢查出任何能解釋他這些症狀的異常現象，腦部電腦斷層也排除了腦瘤的可能性。

比爾的母親自己上網查到的診斷確實沒錯——比爾罹患的正是週期性嘔吐症。過去比爾遇到的醫師總是無法做出正確診斷，但其實要做出正確診斷並不難，而且他沒受過任何醫學訓練的母親，也在網路上找到了答案，這點想來有點悲哀。

你不必經歷週期性嘔吐症這種嚴重的症狀，也能體會許多醫師對於異常腸胃反應的知識有限，有效療法也十分欠缺。美國每二十人就有近三人有腸腦互動異常所引發的症狀或症候群，包括腸躁症、功能性心灼熱與功能性消化不良。沒有這些討厭或不適腸胃感覺的人要知道，不一定要罹患這些疾病才會出現異常腸胃反應。

週期性嘔吐症就是腸胃反應出現異狀的其中一種最激烈的例子，但不是唯一的例子。腸腦互動的改變，對我們所有人都可能產生劇烈的影響。

腸道中的大腦

請想像你自己正在跟好友共進晚餐。服務生剛送上三分熟的肋眼牛排，你陶醉在美味的大餐中。你把第一塊牛肉送進口中的那一瞬間發生了什麼事？以下是簡短的說明——但你可能要避免拿此事當作晚餐話題。

在你咀嚼並吞下食物之前，你的胃部已充滿了跟電池酸液一樣酸的高濃度鹽酸。部分經咀嚼的牛肉塊抵達胃部後，胃以強大的磨碎力把牛肉磨成細小的顆粒。

同時，你的膽囊和胰臟則分泌協助消化脂肪的膽汁與其他多種消化酶，為小腸接下來的工作做好準備。當胃把細小的牛肉顆粒送進小腸時，消化酶與膽汁再把它們分解成腸道能吸收的營養素，傳送到身體其他部位。

消化進行的同時，腸壁的肌肉會執行一種特殊的肌肉收縮，稱為「蠕動」，功能是讓食物在消化道中往下推進。蠕動的力量、時間長短與方向，因攝取的食物類型而異，腸道會有較多時間吸收脂肪與複合碳水化合物，含糖飲料的吸收時間則較短。

同時，部分腸壁會收縮，把消化中的食物送至小腸黏膜吸收營養。在大腸部位，強而有力的收縮動作則會把腸道中的內容物來回擠動，讓大腸得以擷取並吸收其中九十％的水分。另一波強力收縮則會把內容物擠向直腸，此時通常會激起便意。

在每餐之間，另一種不同的壓力波——移行性複合運動——成為腸道的管家，掃蕩任何胃部無法溶解或分解得夠小的東西，如未溶解的藥物與未咀嚼的花生。這種波動每九十分鐘從食道緩慢地抵達直腸，產生的壓力足以碾碎巴西堅果，並把不受歡迎的微生物從小腸送到結腸。不同於蠕動反射，這種打掃型的波動只有在腸胃道裡沒有食物需處理時才會運作——例如你睡覺的時候，並在你吃下第一口早餐時隨即停止。

腸道可以自主協調這所有的動作，甚至更多活動，而不需要大腦或脊髓的協助。但腸壁肌肉本身並不知道該怎麼做，此一消化管理主要是由腸神經系統負責——遍布於食道到直腸的五千萬個神經細胞構成的網絡。位在腸道的「第二大腦」比起頭部的正牌大腦雖然小了一些，但說到消化，卻無人能及。

美國哥倫比亞大學醫學中心（Columbia University Medical Center）傑出的解剖學家暨細胞生物學家邁克爾．格爾森（Michael Gershon），是研究腸道血清素系統的先驅，也是暢銷書《第二大腦》（*The Second Brain*）的作者。他很喜歡用一段短片來說明腸神經系統獨立運作的能力。在這部短片中，有一段天竺鼠的腸道被泡在液體中，它在未與大腦連接的情況下，自主地把一顆塑膠小球從腸道的一端推動到另一端。同樣的，人類腸道也能如此獨立運作。

所有這些複雜的消化功能，都是由你的腸神經系統內的迴路——數百萬神經細胞間結構性的連結——自主協調，並且在大腦或其餘的中樞神經系統未提供太多協助的情況下，完成任務（前提是，一切運作正常）。

另一方面，你的情緒腦（emotional brain）可能搞砸每一項看似自動的功能。如果你晚餐時的對話不對盤，跟友人吵起架來，胃部絕佳的研磨活動將會快速中止，轉為痙攣性收縮，而且無法正常排空食物。你剛吃下的那塊美味牛排，大半會留在胃裡不被消化。你離開餐廳許久後，胃部仍會持續進行痙攣性收縮，讓你躺著無法入睡。因為胃中仍有食物，所以夜間的移行性收縮就不會發生，使得腸道無法進行正常的晚間排空。像比爾這類一開始腸腦軸線就過於活躍的病患，就連對健康人士無害的壓力或情緒刺激源，都會嚴重影響他的胃蠕動，甚至使蠕動方向相反，同時在結腸造成痙攣性收縮。這好比是他大腦警告系統的預設值失常，經常引發假警報，於是對健康造成了毀滅性的後果。

槍傷和腸道反應

人類一直以來都能透過自己的腸道來體驗情緒，而過去這些年來，許多好奇的人們試圖學習更多關於這種現象的知識。美國軍醫威廉．博蒙特（William Beaumont）在一八二二年有機會學習腸腦關聯的知識時，便毫不遲疑地抓住了這個機會。

當時是夏初，博蒙特被派駐到美國密西根州休倫湖上游地區麥基諾島的麥基諾堡（Fort

Mackinac）。一位名叫聖馬丁的毛皮獵人意外被距離不到一碼的火槍射傷。博蒙特醫師在意外發生後半小時第一次看到聖馬丁，當時他的左上腹部有個男人手部大小的洞孔。博蒙特朝傷口內看，可以看到聖馬丁的胃，他的胃部也被射出一個食指大小的洞。

博蒙特優異的手術治療救了聖馬丁一命，但他無法閉合聖馬丁的胃部傷口，後來聖馬丁只好帶著胃瘻口度過餘生——也就是，胃部有個對身體外部開放的永久小洞。聖馬丁復原後已無法勝任毛皮商人的體力活，因此當博蒙特從密西根調到紐約州的尼加拉堡（Fort Niagara）時，他請聖馬丁到家裡當雜工，跟他們一家人同住，從此這兩個人就成了另類的研究者與被研究對象。

不久後，博蒙特成為歷史上第一位即時觀察人類消化情況的人。他跟聖馬丁做了個實驗，他把小塊的煮牛肉、生甘藍、乾硬的麵包與其他食物綁在一條絲線上，然後垂放到聖馬丁的胃裡，並在不同時間點拉出食物，以測試胃液如何消化食物。這些實驗很困難，也讓聖馬丁十分不舒服，所以有時會變得煩躁易怒。博蒙特在直接觀察聖馬丁胃部活動的變化後做出了結論：憤怒會讓消化速度變慢。博蒙特也因此成為史上第一位指出人的情緒會影響胃部活動的科學家。

情緒不只影響胃部，還會影響整個消化道。二次世界大戰期間，有位士兵在戰場上嚴重傷及腹壁，露出了大範圍的大小腸，一九四六年的《週報期刊》（*Weeks*）曾報導過在戰地工作的軍醫對他做出的觀察。醫師觀察到，這名不幸士兵在他受傷的同袍也進了相同的病房時，大小腸的活動會因為情緒變得悲痛而更加活躍。

從這些畫面鮮明的早期戰時觀察，到後來針對腸腦關聯較科學化的實驗室研究，期間大約過了二十年左右。在一九六〇年代，達特茅斯大學醫學院（Dartmouth College's School of medicine）知名的腸胃科醫師湯瑪士．艾爾米（Thomas Almy）在控制程度較高的情況下，檢視了數量更多的病患。他跟健康人士與腸躁症患者分別進行高度情緒化的對談，然後觀察兩組人士的結腸活動。當受試者的反應帶有敵意或侵略性時，他們的結腸會快速收縮；但當他們覺得沒有希望、自己不夠好或感覺自責時，結腸收縮則是較為緩慢。後來，其他的科學家也證實了上述結果，並且發現只有在討論跟受試者個人相關的話題時，受試者的結腸活動才會增加。

今日的科學家已同意，大腦天生會串連人所經歷的情緒與特定的生理反應。事態嚴重時，這些天生的連結就會引導腸道反應。

下面是我很喜歡用來跟患者解釋的比喻，好幫助他們了解大腦、腸神經系統與腸道如何互動。

請想像現在有颶風來襲。此時，聯邦政府不是直接對國內的每個公民下達緊急指令，而是下達指令給各地方單位，由這些單位在需要時宣傳並執行這些計畫。在沒有像自然災害這類的重大威脅時，這些地方單位幾乎可以自主調度所有事情，但在緊急狀態下，如果有來自聯邦政府的清楚命令時，其命令的權限就會大過許多地方層級的例行活動。一旦威脅結束，國家才會又迅速回到常態活動。

同樣的，你的腸神經系統能處理所有跟消化有關的例行挑戰。然而，當你察覺威脅來臨，並感覺害怕或憤怒時，情緒腦中心不會下達個別指令給腸胃道的每個細胞，而是由情緒腦迴路發出訊息給腸神經系統，要它停止日常的例行活動。等到情緒過了之後，消化系統才會再回到「地方控制」。

你的大腦透過許多機制在腸道執行這些運動程式。大腦分泌皮質醇、腎上腺素等壓力荷爾蒙，然後發出神經訊息至腸神經系統。大腦會發送兩組神經訊息，一組刺激腸道功能（由副交感神經傳送，包括迷走神經），另一組抑制腸道功能（交感神經）。這兩組神經通道通常一起啟動，極有效率地調整、微調，並協調腸神經系統的活動，形成反映某特定情緒的腸道活動。

當情緒在腸道的戲院上演時，一大群的特化細胞就開工了。這些演員包括各種腸道細胞、腸神經系統細胞，以及腸道內一百兆個微生物大軍——這齣戲的情緒色彩會改變它們的行為與化學對話。這些戲劇情節一整天輪流上演，正面故事、負面故事都包含在內。一方面，你為孩子操心、公路上另一個車道的傢伙硬把車切進前方惹毛你、開會快遲到讓你焦慮、你害怕被炒魷魚、財務壓力沉重。

另一方面，你也經歷了另一半給你的擁抱、朋友送上貼心的言語、開心的家庭聚餐。我們已經知道了不少與負面情緒如憤怒、悲傷、恐懼等相關的腸道反應，卻幾乎不了解與正面情緒如愛、感情、快樂相關的腸道反應。在一切順利時，大腦是否就不去干預腸神經系統的活動呢？還是會發送不同的神經訊息反映你快樂的狀態？而這種快樂的訊息對於腸道菌、腸道敏感性，以及食物的消化又有什麼影響？當你跟家人一起坐下來用餐慶祝女兒大學畢業，或者在靜坐禪修時感到身心愉悅，你的腸道會發生什麼事？如果我們想通盤了解腸道反應對健康的影響，以上都是科學界必須回答的重要問題。

就某些人來說，他們腸道內上演的戲碼不是愛情喜劇，反而比較偏向驚悚與恐怖故事。長期憤怒或焦躁者的腸道細胞，用的可能是源於童年的劇本，這些細胞可能日復一日上演黑暗情節。他們的許多腸道細胞在一段時間後習慣了適應這類的舞台指令，因此腸神經系統的神經連結改變了，腸道的感測器變得更加敏感、腸道的血清素製造裝置換為高速檔，甚至腸道菌都變得更具侵略性。所以不意外的，科學家研究功能性腸胃道疾病、焦慮症、憂鬱症，或自閉症患者的腸道時，會發現許多腸道演出者的組成與行為改變了，科學文獻也有許多這類的觀察。不過，針對這類腸道變化下手而開發的療法，一般都無法紓解這些患者的症狀。反倒是，試著把大腦的劇本改寫為較正面的故事，以改變腸道反應並逆轉腸道中的細胞變化，被視為是比較有前景的做法。目前研究人員正在研究，腸道菌的變化是否與催眠、靜坐等正向心理介入療法相關，以及這些變化能否改善腸躁症等疾病的症狀。

大腦如何設定腸道的情緒反應

我們現在已經相當清楚情緒會影響身體，包括腸胃道。想了解其運作方式，我們首先要認識邊緣系統（limbic system），這是我們及其他恆溫動物都有的原始腦結構，這個系統主要負責產生情緒。在大腦灰質區深處，當人憤怒、害怕、受到性吸引、受傷，以及感覺餓或渴時，邊緣系統中與情緒相關的迴路就會啟動。

就跟微型的超級電腦一樣，這些迴路的目標是，把我們的身體調整成對體內外的變化做出最佳的反應方式。當我們面臨威脅生命的狀況時，它可以立即應變，對全身上下個別細胞與器官發出數千個新訊息，快速改變它們的行為。

我們都很熟悉接下來所發生的事。情緒相關的大腦迴路會重新做出快速的安排，發送訊息給腸胃，要它們清空內容物，避免耗費後續行動所需的精力。這也是為什麼你在進行重大簡報前會需要先去廁所一趟的原因。我們的心血管系統會把含氧量豐富的血液從腸道調度到肌肉，讓消化趨緩，讓我們做好奮戰或逃跑的準備。

在動物王國中，我們並非唯一有這些經驗的物種。數百萬年來，哺乳動物需要攜手合作，需要戰鬥，需要衡量可能的威脅，有時則需要逃跑。演化賦予我們集體智慧，讓我們知道如何對這些情況做出最好的反應，並且把該智慧封裝成特定迴路與程式，能自動執行我們對威脅的反應，以便在危急時節省時間和精力，因為如果沒有這種與生俱來的反應，我們每次都得從零開始。這就是我們所知的情緒運作程式，它們可以在千分之一秒間啟動，執行一整套協調好的行為，讓我們得以生存、茁壯、繁衍。

華盛頓州立大學（Washington State University）的神經科學家潘克沙普（Jaak Panksepp）在情感神經科學方面（把神經科學應用在情緒研究上）有重大貢獻，他透過動物實驗得出結論：我們的大腦至少有七種情緒運作程式，來管理身體對恐懼、憤怒、悲傷、娛樂、性慾、愛與對母親養育的反應。這些程式迅速地自動執行適合的身體反應——即使在你不知道自己有該種情緒的時候。它們讓你在尷尬時臉紅，看恐怖片時起雞皮疙瘩，害怕時心跳加快，擔心時腸胃更敏感。

我們的情緒運作程式編寫在基因中。這種基因編碼部分遺傳自我們的父母，同時也受我們早年生活事件的影響。舉例來說，你可能遺傳了讓你在壓力情境下傾向過度反應的恐懼或憤怒程式。如果你曾在孩童時期經歷情緒創傷，你的身體會為這些關鍵的壓力反應基因加上化學標籤，導致你成年時在壓力下可能出現過度的腸道反應。這點解釋了以下常見的觀察：兩個人暴露在同樣的壓力情境下卻呈現截然不同的反應，一人未有任何顯著的腸道反應，另一人則因噁心、胃痙攣與腹瀉而受苦。這個協助應付麻煩狀況的早期設定，對於在危險的世界中生存下來或許是件好事，但如果是在受保護的安全環境，就成了妨礙。

腸道承受壓力時

在我們所有的情緒運作程式中，跟壓力事件有關的程式研究最為深入。當你覺得焦慮或恐懼時，壓力反應就會開始運作，在面對內部或外部威脅的情況下，試圖維持自我平衡或內部平衡。

我們說的壓力，通常是指日常生活壓力，或者較大的壓力源，如創傷或自然災害。但你的大腦同樣把一些生理事件理解為壓力來源，包括發炎、手術、意外、食物中毒、睡眠不足、嘗試戒菸等，甚至女性生理期這類自然的生理活動也可能成為壓力來源。

讓我來說明身體在壓力之下會發生什麼事——不過，首先你必須先對情緒腦了不起的能力有多一點認識。危及性命的情況最能把這些能力展現得淋漓盡致。

如果大腦斷定有威脅來襲，就會啟動大腦中的壓力程式，安排我們身體最適合的反應，包括腸胃道。我們每一種情緒運作程式，都有其特定的訊息傳遞分子，所以大腦釋出某種物質即可觸發整個程式，並對身體與腸道造成影響。大腦投入的訊息傳遞分子包含幾種你或許已經聽過的荷爾蒙——在身體裡做為鎮痛劑且提高幸福感的腦內啡、引起慾望與動機的多巴胺、激發信任感與吸引力且有時被稱為「愛的荷爾蒙」的催產素，還包括我們先前提到做為壓力總開關的促腎上腺皮質激素釋放因子，簡稱CRF。

即使你的健康狀態完美，全身放鬆地躺在海灘上，CRF仍對你的健康扮演舉足輕重的角色——CRF調節腎上腺荷爾蒙「皮質醇」的分泌量。藉由每日正常的高低波動，皮質醇維持適當的脂肪、蛋白質和碳水化合物代謝，協助維持免疫系統的狀態。

然而，當壓力程式被啟動時，CRF—皮質醇系統就會劇烈運作。你感到壓力時，大腦中第一個回應的區域就是下視丘，它控制人體所有重大功能，且為CRF的主要分泌來源。CRF釋出後，再透過化學媒介物的作用啟動腎上腺，使之開始分泌皮質醇，提高它在血液中的濃度，讓身體為預期中的代謝需求量增加做好準備。

CRF做為壓力的總開關，從下視丘釋出後，會傳遞至附近的大腦區域——杏仁核。杏仁核會接著產生焦慮甚至恐懼的感覺。杏仁核的活化會表現在心悸、手掌冒汗、想清空腸胃道食物等身體反應。

這些壓力引發的消化系統變化，聽起來並非享用大餐的理想情況，事實也是如此。下次你要是哪一天壓力特別大時，記得午餐可別吃太多。

即使你心情放鬆地吃東西時，還是可能產生不愉快的腸道反應。一旦某情緒運作程式被啟動，效果可能維持數小時，有時甚至長達數年。我們對於過去某些事件的思緒與回憶，以及對未來事件的期待，都可能影響腸腦軸線內的活動，有時可能帶來相當痛苦的影響。

舉例來說，如果你曾與另一半在某家餐廳吵過架，那麼即使現在這次的晚餐對話相當平和，你之前的回憶還是可能引發憤怒的運作程式。如果曾經吵架的餐廳是一家義式餐廳，那麼任何義式餐廳，甚至光想到海鮮燉飯，都可能啟動你的憤怒程式。我常把這個狀況解釋給急於把消化道不適歸咎於特定食物的病患聽。我請他們觀察究竟是食物，或是以前的某段回憶引發他們的症狀。當他們開始注意引起自己症狀的情況時，經常對於腸腦連結的力量感到相當不可思議。

腸中的鏡像反映

我能提供比爾這類罹患週期性嘔吐症，或其他腸腦軸線相關疾病患者最重要的資訊，就是對造成他們悲慘症狀進行簡單而科學的解釋，以及根據這項資訊所判定的治療方式。這種簡單的說明通常能緩解病患和家屬對於診斷的不確定感，讓他們的心情輕鬆不少。科學也是量身打造有效療法的理性基礎。

我在診間告訴比爾，他的大腦分泌過多的ＣＲＦ。過量的ＣＲＦ不僅引發他的焦慮，也造成心悸、手汗、胃部過度收縮且蠕動方向相反而把胃部食物往上推送，還有結腸過度收縮，造成絞痛並把胃部食物往下推送。比爾和他的母親得知這項訊息後明顯鬆了一口氣，這顯然是第一次有人針對比爾的症狀給了他們科學解釋。

「但為什麼總是在一大早發作？」比爾的母親想弄清楚這點。我告訴她，ＣＲＦ的分泌本來就會在清晨達到高峰，然後中午前逐漸減少。所以，週期性嘔吐症狀的病患大腦

ＣＲＦ濃度，最可能在清晨升高到不健康的程度。

我告訴他們，ＣＲＦ如何宣布緊急狀態，把身體從和平轉變為戰爭狀態，也教他們大腦和腸神經系統如何協力運作以控制腸道功能。「聽起來很有道理。」比爾說：「可是為什麼會在我睡覺時發作？我睡覺時壓力不大呀。」

「這正是問題所在。」我回答。我向他解釋，他大腦緊急機制的正常煞車出了問題，使得枝微末節的事也能引發恐懼相關的反應。「這造成許多假警報。」我說。

「真高興我們終於知道這究竟是怎麼一回事了。」他的母親說。不過，說明只解決了一半的問題。她問，他們能做些什麼，以便從一開始就預防症狀發作。

比爾來勢洶洶的症狀讓他無法活出精采的人生，為了預防症狀發作，我開了幾種藥，讓他因ＣＲＦ分泌過量而過度活躍的壓力迴路和過度警醒的狀態平穩下來。有一些藥可以減少他的發作次數，有些則能中止發作。幸運的是，大部分週期性嘔吐症患者只要得到適當的治療，狀況都能顯著改善，不僅發作次數減少，即使發作也較能中止。經過一段時間後，病患就不用害怕妨礙他們生活的症狀一再復發，用藥也往往可以減少或完全停止。

這正是比爾的親身經歷。我再次看到他時已經是三個月後了，這段期間他只發作過一次，而且靠著我開給他的抗焦慮藥物克癇平（Klonopin）中止發作。在忍受急診室醫師的羞辱多年後，他很興奮終於可以重建自己的生活了。其他我看過的週期性嘔吐症患者，有些則需要額外的治療才能康復，包括認知行為治療和催眠，但比爾不需要。他繼續自己的大學課程，甚至在一段時間後得以大幅減少用藥。

我們都可以從比爾這類病患身上學到一些事情，我每天在診間都是如此。因擔心工作面試、困在車陣中，或約定時間遲到等短暫的不愉快，所產生的正常腸道反應，都不是什麼大問題。但是當這類情緒長期以憤怒、悲傷或恐懼等形式出現時，我們就要注意這對腸道及其眾多的寄居者所造成的不利影響。請記得，這些腸道反應演出的舞台相當廣大，演員的數量更是驚人。如果我們感覺口渴，很容易就能以一杯水解渴；如果是急性疼痛，也不過就持續個幾分鐘，都不是什麼大不了的事。但要記得，情緒會在腸道呈現鏡像般的反映，而且我們推測長期憤怒、悲傷或恐懼的不利影響，可能不只表現在消化道上，更會表現在我們的整體健康上，這點才真的比較令人擔心。

第三章　你的腸道如何跟大腦對談

你從早到晚努力應付日常生活的責任時，可曾想過肚子裡發生了什麼事？如果你跟多數人一樣，那你的腦袋應該很少想到這件事。雖然我們腸道在辦事時通常靜悄悄的，但腸胃內發生的事可都是大事。想直接感受腸道的知覺，你可以嘗試這個實驗：選沒有太多分神事的一天，從早到晚專注於腸道所產生的知覺。

這些是你平常不太會注意到的知覺——細微的生理感受與聲響，以及伴隨著它們的背景情緒。試著盡量留意這些知覺，把它們寫在一張紙上，或在它們出現時口述並以手機錄下。你或許可以補充當時你在做什麼、有什麼感覺、吃些什麼等資訊。以下是這個實驗的範例：數年前參加我們研究的志願者，一位二十六歲的健康女性茱蒂所記錄下的一天腸道知覺。

茱蒂星期天上午一早起床，喝杯咖啡，然後開始每天的晨跑。她在跑完三英哩前完全沒吃任何東西，因為她從過去的經驗得知，吃飽後跑步會干擾自己的運動。茱蒂跑完回來時，例行每週一次打電話給她母親和好友。跟他們聊完之後，她已經飢腸轆轆，想吃她慣常的週日早餐——蘑菇蛋捲和新鮮的老麵法式長棍麵包配奶油起司。

她很享受自己的早餐。她享用著最愛的餐點同時產生愉快的感覺，但她並未太注意自己正在吃進什麼，因為她邊讀著報紙裡一篇有趣的文章。她在某個時間點覺得飽了，於是在盤中留下一半沒吃的蛋捲。她打算跟男友到海邊去騎車。離開家前，她先到廁所上大號。她和男友在海灘享受了美好的時光，回到家時已是晚上七點。

吃過簡單的晚餐後，茱蒂想到她還沒花時間準備週一早上要進行的工作報告。她開始擔心的同時，感到胃中一陣作嘔。當她試著完成報告時，作嘔的感覺則逐漸好轉。她決定十點上床睡覺，隔天早起把報告做得更完美。她把鬧鐘時間設定為五點半，但是睡不好。每一次她醒過來，都覺得肚子裡有腸鳴的感覺，有時候感覺有長而響亮的咕嚕聲，慢慢往肚子下方移動。後來她乾脆去了廚房，吃掉早餐剩下的蛋捲。咕嚕的聲響停了。她覺得好一點後就回去睡了。

如果你回想一下，你每天可能也經歷相似的知覺，只是沒有充分意識到而已。我們一輩子都跟這些知覺共存，它們已成了我們的第二天性。從純粹生存的角度來看，對這些腸道知覺普遍缺乏關注與體認是件好事，畢竟遊走在複雜與資訊過剩的現代世界已經夠艱難了。你能想像每天專注於自己腸道的聲響與收縮，或在每天晚上高幅收縮波橫掃消化道時，被迫一直警醒著嗎？如果我們必須持續注意這些知覺，就無法專心在任何其他事情上了：無法繼續晚餐的對話、無法在午餐後睡個午覺、無法看《紐約時報》（*New York Times*）週日版、晚上也無法徹夜好眠。

我們一般只會意識到那些需要做些反應的腸道知覺：飢餓感讓我們進食、滿足感讓我們停止進食、肚子的飽脹感讓我們去找廁所。幸好多數的腸道知覺我們都不會意識到，除非是體驗到某些腸胃災難，像是胃痛、胃灼熱、反胃、持久的胃脹感，或是更慘烈的食物中毒、病毒性腸胃炎，才特別有感。我們也可能在吃了份量正常的餐點後，卻覺得自己吃太多而覺得糟透了。從腸道傳來的感官資訊突然間變得重要時，背後通常都有充分的理由。這些不愉快的知覺會讓我們尋求協助，並確保我們不會忘記過去的慘痛經驗，協助我們避免重蹈覆轍。

感覺太多的大腦

大多數人都有意識地無視自己所有的腸胃知覺，但仍有些特別的例外。其中一些是可以輕易察覺自己心跳與食物通過腸道的極少數人。這些人對身體所有訊息的知覺強化了，包括腸道傳來的訊息。在大腦造影的實驗中，這些人大腦網絡的注意力與突顯性（salience）評估方面，顯示出增強的反應。

其他例外者還有約十％的不幸患者，他們收到的腸道訊息有誤，不符合傳輸到大腦的實際感官資訊。我在執業時看過許多病患，其中一位和藹的紳士因為獨特的病史讓我記憶特別深刻。他正巧能說明「增強的身體知覺意識」是什麼意思。

法蘭克是一位七十五歲的退休教師，他會來就診是為了過去五年間出現的種種腸胃問題，包括腹部脹氣及不適、排便不正常等典型腸躁症症狀。但這些腸躁症症狀並非他唯一的問題。他還感覺到有東西卡在食道上方（所謂的臆球症）、經常打嗝、胸骨後有不適感，有時胸骨後涼涼的刺激感也害得他咳嗽，並且呼吸時也有好像吸不到足夠空氣的感覺。這些症狀大約始於五年前，時間點差不多就是他妻子重病離世的那個時候。

我向他詢問更多能協助診斷的資訊時，法蘭克承認，他自童年起就一直有輕微的腸躁症症狀。法蘭克多次接受過針對胸部、腸胃道、心臟等部位全面的診斷評估，卻找不到任何可能的病因，感覺似乎最可能是罹患了某種功能性腸胃道疾病。他的症狀多數符合腸道知覺過度敏感症，範圍是從食道一直到結腸末端的各腸胃道區域。有些醫師可能把他的症狀忽視為單純的心理因素，但我們現在知道腸胃道有精巧的感官裝置，其中包括一些可辨別不同化學物質如薄荷醇的特化細胞（即所謂的受體）。但是什麼在五年前引發了法蘭克過度敏感的反應呢？

法蘭克的女友提供了一個可能的解釋：法蘭克一直以來的飲食習慣都不甚健康，常吃高動物性脂肪與高糖分的食物。她注意到，當他不控制自己嗜吃巧克力蛋糕、披薩、薯條、肥膩起司的慾望時，他的症狀就會惡化。這些高脂食物有沒有可能影響了他的腸腦溝通，造成溝通敏感化？法蘭克這類的病患不只對正常腸道功能如收縮、腹脹、胃酸分泌等更為敏感，我們從許多針對這類病患的研究得知，他們之中的某些人也對實驗性的刺激源，如腸子中充氣的氣球，或食道接觸酸性溶液等更為敏感。

如果考慮到腸道感官系統的複雜度，這個系統有多容易受到干擾並不令人意外，例如對正常食物成分過度反應、對自己不利的食品添加物或食物供給變化過度敏感，但多數人都能忍受一些干擾，不會出現任何症狀。法蘭克這種人有沒有可能是預示的警鐘，是大禍來臨前首批受到衝擊的人？

你的腸道所收集的感官資訊有超過九成不會成為有意識的知覺。我們多數人很容易忽略自己肚子每天的知覺，不過腸神經系統則非常仔細地監控它們。許多腸道知覺借助複雜的感官機制系統，悄悄被送往腸道內的小型腹腦，並提供它重要訊息，以確保消化系統二十四小時維持最佳運作。然而，也有龐大的腸道知覺資訊被往上送到大腦。透過迷走神經傳輸的訊息中，九十%是由腸道傳送至大腦，僅有十%是反方向。事實上，腸道能在沒有大腦干預的情況下處理多數活動，但大腦似乎極度仰賴來自腸道的重要訊息。

你的腸道報告了哪些重要資訊呢？遠比你想像得多。腸道的眾多感測器通知腸神經系統它所需要知道的每件事，以產生最適合的收縮模式，亦即腸道蠕動的強度和方向，以加快或放慢攝入食物運輸至胃腸的速度，並製造正確的胃酸與膽汁好確保消化正常。它收集的資訊還包括：胃裡有無食物與份量多寡、你嚥下食物的尺寸與濃稠度、所攝取餐點的化學成分，甚至是腸道菌叢的存在及其活動。在緊急狀況時，這些感測器也會偵測寄生蟲、病毒、致病菌或其毒素，以及腸道的發炎反應。事實上，急性腸道發炎會讓許多感測器對正常的刺激源與事件更為敏感。雖然這些資訊對於消化道的正常功能運作非常重要，但腸神經系統沒能力產生有意識的感覺。格爾森的書《第二大腦》出版時，引起諸多關於腸神經系統能力的推測。有些人甚至猜想，第二大腦是否不僅具備感知能力，或許還是我們情緒與潛意識的中心？不過我們幾乎可以肯定地說，這些推測是錯的。腸道的感官資訊也會被送到頭部的大腦，所以如果你專注於這些知覺，其實是可以感受得到它們的。

我們的腸胃道、腸神經系統與大腦，一天二十四小時、一週七天不間斷地溝通。此一溝通網絡對整體身心健康的重要性，可能超乎你的想像。

與腸道一起感覺

咬一口多汁的漢堡、享受一塊新鮮酥脆的法式長棍麵包、品嚐一杯新英格蘭的蛤蠣濃湯、沉醉於一塊好巧克力的細緻滋味。你嚐到了什麼味道？

答案會透過位於舌頭味蕾上的一堆受體提供給你。這些鑲嵌在細胞外膜的分子可辨別你所吃喝的任何食物中特定的化學物質，就像鎖辨別鑰匙一樣。受體接收到某食物上的化學物質時，就會傳送訊息至大腦，然後大腦就從嘴巴與舌頭接受的感官資訊流中建構出該味道。

位於舌頭上的味覺受體可以偵測到五種不同的味道，包括甜、苦、鹹、酸與鮮味（umami）：任何一口食物中這些味覺的組合決定了該食物的味道。此外，你所吃東西的質地——紅蘿蔔的爽脆、優格的滑順口感，或是金線瓜（spaghetti squash）獨特的質地——刺激的則是另一組受體，這些受體的專長為辨別食物的物理性質。這些被編碼的感覺組合在你的口中創造出你所認知的味覺經驗。而食品公司是把這種經驗最大化的食物設計專家。

令人驚奇的是，最近的研究顯示，某些跟味覺經驗有關的機制與分子，不僅存在於口腔，也分布在腸胃道中。科學已明確證實，苦味與甜味受體就是這樣。事實上，科學家找到人類腸道中有二十五種不同苦味受體的證據。雖然我們知道，腸道的味覺受體跟我們的味覺經驗幾乎沒有關聯，但我們對它們在腸腦軸線中的功能也所知甚少。不過，這些受體分子位於感覺神經末梢以及腸壁的荷爾蒙傳遞細胞上（例如上一章討論過的含有血清素的細胞），這是參與腸腦對話的絕佳地理位置。

部分受體會受到香草和香料中特定的分子活化，例如辣椒、芥末、山葵等，有些則對薄荷醇、樟腦、胡椒薄荷、冷卻劑，甚至是大麻產生回應。至今，光是在老鼠腸道中，就發現了二十八種所謂的植化素受體（能辨別植物中特定化學物質的受體），我們可以合理懷疑人類腸道有類似甚至更豐富的受體，能對各種植化素有所反應。

多數人用香料和香草（藥草）來刺激舌頭上的味覺受體，藉此增添餐點的風味。愈來愈多相信自然療法的人會特別為了醫療目的而攝取香草或其萃取物，藥草學研究者也可以告訴你，一大串有關藥草健康益處的經驗之談。但在世界上的許多地方，香料是文化中不可或缺的一部分：誰能想像印度或墨西哥料理中沒有辣椒，波斯菜餚中沒有新鮮的香草組合與優格，或者摩洛哥茶沒有薄荷？

地區與地理的差異影響了人們對各種香草和香料的味覺偏好，到後來演變成鼓勵他們食用這些食物，並成為他們抵抗各地常見疾病的防護罩。例如，開發中世界許多地方食用的辣味食物，是否能保護他們的腸胃不受感染？波斯餐飲中的新鮮香草或摩洛哥餐後必有的薄荷茶，是否能預防消化不良？無論我們如何解釋世界各地對於香草與香料的廣泛使用，這些來自植物的物質都把我們、我們的腸腦軸線，與我們周邊的各種植物緊密串連了起來。包含在飲食中的多元植物富含了大量的植化素，結合我們腸道內完美相應的感官機制陣列，讓人類體內的生態系統（腸道菌相）與周圍的世界同步。

為什麼腸道裡有這麼多感測器？有些受體，如感測甜食的受體等，對我們如何代謝食物有重要的作用。當甜味受體感測到葡萄糖（碳水化合物消化時產生）或人工甜味劑時，就會刺激血液吸收葡萄糖，並從胰臟釋出胰島素。它們也會刺激其他數種荷爾蒙的分泌，以發送訊息至大腦，產生滿足感。

腸道中苦味受體的功能至今仍是個謎。我的同事，加州大學洛杉磯分校的神經科學家卡夏・絲坦尼尼（Catia Sternini）為腸神經系統專家，研究重心主要是腸道味覺受體。她推測，這些苦味受體之中，有些可能會對腸道菌叢的代謝物產生回應。腸道菌叢因攝取了大量的脂肪，或受到與脂肪相關的飲食變化影響，連帶導致了這些受體產生變化，這可能是造成肥胖的原因之一。我們最近針對肥胖受試者進行的研究結果，也支持這項假設。

還有一些人提出其他腸胃道內苦味受體的可能角色。研究顯示，苦味接收器受到刺激後，身體會釋出腸道荷爾蒙「飢餓肽」（ghrelin），亦即人們所知的「飢餓素」，然後傳送至大腦刺激食慾。因此，在古代，許多歐洲國家餐前有喝開胃酒的習慣，對此我並不感到意外。因為開胃酒可刺激腸道中的苦味受體釋出飢餓肽，因而增進食慾。

再想一想傳統中藥使用的那些味道嚇人的苦味藥材。這些藥材帶來的苦味經驗應該跟療效沒有關係或關係不大，它們應該是以某種方式啟動二十五個腸道苦味受體的其中一個或多個受體，藉此傳送治療的訊息給大腦與身體。更有意思的是，最近有證據顯示，我們用來享受玫瑰香氣、偵測壞掉的牛奶，或是聞香而前去好的烤肉餐廳的那些鼻內受體，其實也同樣遍布腸內。正如同腸道內的味覺受體一樣，這些腸道的嗅覺受體，主要位於控制分泌不同荷爾蒙的內分泌細胞上。

既然味覺與嗅覺受體遍布腸道，而非僅在口腔與鼻腔內，它們原先的名稱「味覺」和「嗅覺」就顯得有些過時了。科學家現在了解到，這些受體是肺部與其他內臟化學感測機制大家族的一員。就我們今日的認識，如果這些化學感測器，能接收來自這些器官內各種微生物群落的訊號，我也不會覺得意外。

神經系統如何從亂糟糟的腸道中，取得它要的重要訊息呢？讓這個高效能的資訊收集系統泡在行經腸道的半消化食物和腐蝕性化學物質中，似乎不太合理，而事實也非如此：神經元本身位於腸壁中，不會跟腸道中的東西直接接觸，它們依靠的是真正接觸腸道內部、感測該處活動的腸壁特化細胞。那些細胞發送訊息給腸壁裡的中介，尤其是各種內分泌細胞，這些細胞接著發送訊息給附近的神經元，尤其是迷走神經。至今，科學家已辨識出大量不同的感官神經元，它們各專職於某特定的腸道感覺，並且回應腸道內分泌細胞所釋出的特定分子。這些神經會各自發送訊息給腸神經系統或大腦。

腸道的內分泌細胞非常豐富，而且對於傳送訊息給神經系統很在行，因此對我們的身心健康扮演非常重要的角色。想像一下，如果你可以把所有這些調節荷爾蒙的細胞壓縮成一大團細胞的話，它會成為我們身體最大的內分泌器官。內分泌細胞遍布腸胃道，從胃部一直到大腸末端，它們可以感測我們攝取食物中所含有的，以及腸道菌叢所製造的化學物質。例如，空腹時，腸胃的特化細胞會製造一種稱為「飢餓肽」的荷爾蒙，它會流經血液或藉由迷走神經發送訊息給大腦，激起強烈想進食的慾望。另一方面，當你吃飽了，且小腸正忙於消化食物時，細胞就會釋出滿足的荷爾蒙，告訴大腦你已經飽足，該停止繼續進食了。

除了涉及內分泌細胞的腸腦溝通管道外，還有另一個系統跟腸道免疫系統與免疫細胞製造的發炎分子相關，那就是所謂的「細胞激素」（cytokines）。居住在腸道的免疫細胞，主要位於小腸的淋巴結培氏斑（Peyer's patches）上，另外，在闌尾與大小腸內壁也可以找到它們。腸內的免疫細胞被一層薄薄的細胞跟腸內的空間分隔開來，其中一些所謂的樹突細胞（dendritic cells）甚至能穿過那層細胞，跟腸道的菌群及可能有害的病原體互動。最重要的是，這些細胞所釋出的細胞激素可跨越腸壁，進入體循環，最終抵達大腦。另一個方式，是分泌荷爾蒙的腸道細胞會釋出訊息傳遞分子，透過迷走神經對大腦發送訊息。

有這麼多機制來通知神經系統，告訴它各種與我們攝取的食物相關的訊息，人們愈來愈清楚，我們的腸道原本就遠遠不只是設計來吸收營養而已。腸道精巧的感官系統是人體的國安局，收集消化系統各區域的資訊，包括食道、胃和腸道。它忽視絕大多數的訊息，但感覺可疑或苗頭不對時，就會拉起警報。結果證明，腸道是身體最複雜的感覺器官之一。

整體腸道意識

當你攝取食物或飲料的時候，腸道的資訊收集系統會提供各種重要資訊給腹腦（腸神經系統）和大腦。你的腹腦和大腦，都對於獲得你吃吃喝喝時的資訊很感興趣，但它們感興趣的是這些資訊的不同層面。

你的腹腦需要來自腸道的重要資訊，以便做出回應，好將食物進行最妥善地消化，並且在需要時，藉由嘔吐或腹瀉，自消化道兩端排出腸道的內容物來清除毒素。這些報告包含餐點的份量、進入腸道的內容物（包含脂肪、蛋白質、碳水化合物的化學資訊，及其濃度、稠度與顆粒大小），還有任何惡意入侵者如細菌、病毒或汙染食物的其他毒素情報。當腹腦得知，有豐盛甜點的高脂肪成分進入胃部，就會減緩胃部排空與腸道推進的速度。當它得知某餐點是低熱量密度，就會加速胃部排空，以運送足夠的熱量供人體吸收。當它得知，有潛在有害的入侵者，就會刺激分泌水分，改變蠕動方向來幫助胃部排空，並加速食物在大小腸中推進以排出致病物。

另一方面，大腦比較在乎你整體的身心健康，因此它會監控來自腸道的不同線索，並且整合身體其他部位的各種訊息，以及環境的相關資訊。它不只監控腸神經系統所發生的事，還會密切注意你的腸道反應、反映你情緒的腸道狀態、你憤怒時胃部與結腸的痙攣收縮、沮喪時腸道活動的欠缺。換句話說，大腦觀看著自己的劇碼在腸道舞台上的演出狀態。大腦必定也會接收到數兆腸道菌叢所產生的資訊，這部分的腸腦訊息傳遞，在過去幾年來才成為眾人關注的焦點。雖然大腦不斷監控來自腸道的所有感官資訊，但它把日常責任交付給「地方單位」，也就是腸神經系統。大腦只有在你有某行動需求，或有情況造成重大威脅而需要大腦回應時，才會直接涉入腸道的運作。

不管你是睡是醒，腸道每天分分秒秒都會透過各種感官機制，將身體內部發生的事告訴大腦。腸道不是唯一持續提供回饋給中樞神經系統的器官，你的大腦不斷接收來自身體每個細胞與器官的感官資訊。肺部和橫膈膜在你每次吸氣和吐氣時，都會傳輸物理訊息；心臟在每次心跳時會產生機械訊息，動脈壁會傳輸關於血壓的訊息，肌肉則會傳輸有關張力與緊縮度的資訊給大腦。

這些持續針對身體狀態所做的報告，科學家稱之為「內在體感資訊」（interoceptive information）——是大腦用以保持身體系統平衡與順利運作的資訊。雖然內在體感資訊來自身體的每個細胞，腸道與其感官機制傳送給大腦的訊息數量、多樣性與複雜度仍然獨一無二。首先，你腸道的感官網絡遍布腸道的整個表面區域，面積比皮膚表面積大兩百倍——約為一個籃球場的大小。現在，想像籃球場上有數百萬個微小的機械感測器在收集有關球員動作、體重、加減速、每次跳躍與落地等資訊。由於腸道的訊息也包含化學、營養與其他資訊，上述比喻只能用來形容被編碼為腸道知覺的資訊量有多大。

腸腦交通的資訊公路

迷走神經在傳遞腸道知覺給大腦上，有著極為重要的作用。為腸道感官編碼的絕大多數腸道細胞與受體，都藉由迷走神經跟大腦緊密相連。我們腸道菌叢傳送給大腦的訊息，也大多仰賴此一管道。

大多數有關囓齒動物的研究顯示，將迷走神經切斷後，腸道菌變化對情緒行為產生的影響就消失了。但迷走神經不只是單向的溝通管道：迷走神經是條六線道公路，是讓擁擠的交通量得以雙向通行的大道，只不過九十%的交通流量都是從腸道流向大腦。迷走神經所攜帶的訊息量會如此之多，是因為它是我們內臟器官最重要的調節器，不僅連結大腦與消化道，更連結至所有其他器官。

下面這個病患的故事說明了腸腦溝通系統對我們整體的身心健康有多重要。我在加州大學洛杉磯分校受訓時認識了米勒，他一直以來飽受十二指腸（小腸的首段）嚴重潰瘍所苦。他不僅每每因為潰瘍發作而疼痛不堪，還曾因劇烈流血而兩度住院。他在受這些症狀折磨數年之後，腸胃科醫師決定把他轉介給外科醫師以切斷迷走神經，藉此停止迷走神經刺激胃酸分泌的能力。米勒這類接受迷走神經切斷術的病患讓我們得以了解，許多這類病患在大腦被剝奪重要內在體感資訊後，腸道知覺會變成怎樣，以及這些人的身體會出現哪些狀況。

在一九八〇年代早期，醫學與外科界的主流觀點是，切斷迷走神經是停止胃酸過度分泌、治療胃潰瘍最簡單也最有效的方式——這種手術稱為「迷走神經切斷術」（truncal vagotomy）。醫師執行這些手術時，很少考慮腸道透過迷走神經傳送至大腦的巨大訊息量，以及這些資訊量對我們整體身心健康可能的重要影響。幸好現在外科醫師已很少採行這種激烈的手段，因為醫學上已可治療絕大多數的潰瘍。

以米勒的例子而言，他的手術算是相當成功，因為他的潰瘍不再干擾他，但他付出的代價卻相當慘烈。從那時開始，他一直深受不舒服的腸道知覺所折磨，甚至連吃一小頓餐點都覺得飽，而且經常發生噁心、嘔吐、痙攣、腹痛、腹瀉與其他症狀。

米勒的醫師無法解釋他的症狀，因為這些症狀還包括令人費解的心悸、盜汗、頭暈與極度疲勞，所以他們把一切怪罪於他，說他是所謂的神經質，並把他的種種症狀稱為「信天翁症候群」（albatross syndrome）——這個詞過去用以形容米勒這類胃潰瘍手術成功後，胃潰瘍治癒但卻出現各種負面腸道知覺的人，包括持續的腹痛、噁心、嘔吐、飲食攝取狀況不佳等。但我們現在知道許多這類病患的症狀都有很明確的生理基礎。

今天我們已經知道了腸道感官的複雜性，以及迷走神經傳輸這些訊息至下視丘與大腦邊緣系統等大腦區域的重要作用，迷走神經影響所及包括疼痛、胃口、心情等重大功能，甚至是認知功能。以今日的後見之明，我們很清楚，阻斷這個關鍵的資訊公路（就像雙向關閉洛杉磯的四〇五號公路），會多麼嚴重地影響一個人早晨醒來或進食時的感覺。

我們不太可能知道，造成米勒這些症狀背後確切的機制是什麼，因為現在已經很少有醫師會為病患實施迷走神經切斷術。另一方面，醫界又對研究迷走神經如何傳送腸道知覺給大腦主要控制中樞，重新燃起了興趣。最近醫界正在評估一種新方式：用電流或藥物刺激迷走神經來模擬腸道感覺，用以治療腦部疾病如憂鬱症、癲癇、慢性疼痛、肥胖，甚至各種慢性發炎，如關節炎等。這些新發現進一步證實了，迷走神經、腸道與大腦的溝通對人體身心健康的重要性。

血清素的角色

人類最苦不堪言的腸道知覺大概就是食物中毒。大約四十年前，我無奈的有過一次食物中毒的經驗。當時我正準備結束為期四週的印度背包行。那次旅行中，我走過靜謐的佛寺、桃樹蔽天的樂土，穿過荒涼的山谷，從印度北部的山口行至喜馬拉雅山麓。我每天食用扁豆湯、米飯、酥油茶，並從純淨的溪流直接取水喝。當我抵達馬納里（Manali）這個山中小城時，興高采烈之餘，我為了慶祝，便跟平常不同，在當地一家餐館犒賞自己一頓美味的辛辣料理。

隔天一早，我搭上車程二十四小時的巴士前往新德里——這一天在我的腸道史上遺臭萬年。我想力挽狂瀾阻止那一餐帶來的不幸後果，但這就像命令一群攻擊中的鬣狗乖乖躺下翻滾一樣徒勞無功。這次經驗深深烙印在我最深層的情緒記憶中，永久提醒我腸道知覺（與它們的記憶）可以有多強烈。

食物中毒發生在你意外食用被致病性病毒、細菌，或這些微生物產生的毒素汙染的飲料或餐點之後。以侵襲性大腸桿菌毒素為例，這些毒素在你的腸道中與含血清素的細胞之受體結合，此訊息會立刻把腸胃道狀態的設定改為「可怕的嘔吐與狂風暴雨般的腹瀉」。有些癌症的化療藥物，如順鉑（Cisplatin），也有相同作用。

這是一個內建的生存機制：當你的腸道偵測到足夠的毒素或病原體，腸神經系統就會對整個腸胃道發出疏散令，目的是透過消化道兩端排出毒素——雖然不見得賞心悅目，卻是明智之舉。

這個反應是由上腸胃道的含血清素細胞發動，這些細胞對於腸道知覺的產生尤其重要。在正常狀況下分泌時，血清素能協助消化過程正常運作。腸道內容物滑過腸胃道時，會摩擦所謂的「腸嗜鉻細胞」（enterochromaffin cells），產生細微的機械性剪力，此時這些細胞會分泌出血清素。跟其他腸道內分泌細胞分泌的荷爾蒙一樣，被釋出的血清素會活化迷走神經與腸神經系統的感覺神經末梢，通知腸神經系統有什麼東西正在腸道中往下移動，並觸發最重要的蠕動反射。高濃度的血清素，例如在食物中毒或使用化療藥物順鉑後，會導致嘔吐、劇烈腹瀉，或兩者一起發生。

我的研究團隊與荷蘭的研究人員合作，在健康受試者身上發現，飲食中若缺乏製造血清素所需的色胺酸，將降低大腦的血清素濃度，增加大腦的警醒系統活動。該實驗對結腸進行機械性的刺激，也發現，這些中樞神經系統的變化與結腸對刺激的敏感度增加有關。過去的研究也顯示，會降低血清素的飲食將增加憂鬱症高危險群的風險，包括有憂鬱症家族病史的人士。

血清素是腸腦訊息首要的傳遞分子。含血清素的細胞，跟腸道中的腹腦及我們的大腦，都密不可分。腸道內的血清素訊息傳遞系統扮演關鍵角色，負責把腸道中跟食物、腸道菌、特定藥物相關的事件，和消化系統活動以及我們的感覺連結在一起。另一方面，腸道神經與大腦中存有的少量血清素也扮演了重要角色：腸道中含血清素的神經對於蠕動反射的調節有重要影響，而大腦的神經細胞叢則傳送訊息給大腦多數區域，影響諸多重要功能，包括食慾、疼痛敏感度與心情等。

腸道血清素系統的研究先驅邁克爾・格爾森喜歡這麼說，唯有大事不妙時，你才會意識到跟腸道血清素系統相關的腸道知覺——有時狀況非常慘烈，就像我前往新德里時煉獄般的巴士行。但事實真是如此嗎？我們先不談細菌或病毒感染激發的大量血清素分泌，或腸道血清素系統改變時，產生腸躁症症狀或腹瀉等戲劇化的事件。腸道大量的血清素儲藏庫，位於直接連結至大腦情感控制中樞的迷走神經路徑附近，因此我們可以想像，當腸道內容物摩擦富含血清素的細胞時，或在應付腸道菌的各種代謝物時，低濃度血清素的訊息會持續不斷被送往大腦的情感中樞。即使這些血清素編碼的訊息並未進入我們有意識的覺知（conscious awareness），但這種低濃度的血清素分泌卻能影響我們的背景情緒，左右我們的感覺，賦予心情正面的基調。這也解釋了為什麼這麼多人在吃了愉快的一餐後，滿足感與愉悅感會油然而生。

食物做為一種資訊

但這種種形成了一個重要的問題：如果絕大多數人不曾有意識地察覺自己絕大多數的腸道知覺——包括吃一頓大餐後胃部膨脹兩倍，或空腹時，腸道會像胡桃鉗般收縮，進行複合移行性運動——那麼，為什麼腸道需要專門的感官裝置？

有科學根據的簡單答案是：這些感測機制對於基本腸道功能的順利運作與協調非常重要，例如胃部排空、食物通過腸道、胃酸和消化酵素的分泌，以及跟食物攝取相關的身體功能（如食慾和飽足感），以及基礎代謝功能（如血糖控制）等。這些腸道知覺功能很可能追溯到數百萬年前，當微小的原始海洋動物受微生物「殖民」，以幫助自己代謝某些營養素時，開始發展出來的。

另外，這個腸道感官系統為什麼存在？更耐人尋味的答案，與腸道傳送至大腦的龐大資訊量有關——這些大多跟腸道功能與代謝需求沒有直接的關係，而且大多是我們並未察覺到的資訊。大量的腸道相關資訊被傳送至大腦，其中包含居住在我們腸道中、數以兆計的微生物不斷發出的訊息，這賦予腸腦軸線獨一無二且意想不到的角色，得以調節我們的身心健康與感覺，甚至影響我們如何做決定（這將於第五章探討）。

如果我們綜合思考各種腸道感測器與迷走神經的複雜科學，以及它們在消化過程的功能，並以腸道知覺為整體背景，將這一切放置其中，那麼，關於我們飲食習慣的革命性畫面就出現了：消化道不僅能吸收餐點中大部分的營養素和熱量（我們的腸道菌會同時處理腸道無法消化的剩餘物），而且實際上，腸道精巧的監視系統還可以分析食物的營養成分，同時擷取達到最佳消化狀態所需的資訊。換句話說，食物本身帶著最佳消化方式的指令進入人體，另外還有許多我們最近才剛知道、正試圖弄懂含意的附屬細則。不管你是吃純素、魚素、雜食、無肉不歡、速食迷、減肥成性、偶爾斷食，都是如此——即使你最近到墨西哥旅行時腸胃發炎也是。最令人驚歎的是，腸道複雜的感官系統在食物進入我們嘴巴的那一秒就開始運作——舌頭上的味覺受體與食道中的腸神經，持續傳送著我們正在吃些什麼的訊息——一直到食物最後抵達結腸為止。腸道在完全不干擾我們日常活動的情況下進行這一切。

想到腸道感測器占據腸壁的密集程度及廣大面積，我們可以明顯看出，腸道無時無刻都在傳送大量資訊給大腦——無論是複雜的消化過程中的資訊，或是消化道中一百兆喋喋不休的微生物所輸入的資訊。換而言之，說到收集、儲存、分析與回應大量資訊這類功能，腸腦軸線是真正的超級電腦——完全不是當初被認為的那樣，是部單調乏味的消化蒸汽引擎。

這種認識是我們現代對腸道功能的全新理解，從過去專注於主要營養素與微量營養素、新陳代謝與卡路里等細節，轉變為認知到，腸道連同它的神經系統與其微生物居民，其實是驚人的資訊處理器。其涉及的細胞數目遠超過我們的大腦，而且某些能力甚至可與大腦並駕齊驅。這個系統藉由食物供應，擷取到我們在超市買到的食物是如何被栽種的、栽種者把什麼放進土壤中、又加入了哪些化學物質等重要訊息，把我們與周圍的世界緊密地連結在一起。我們將在下一章中深入了解，腸道菌叢對我們吃了什麼、產生什麼感覺，扮演了哪些重要的角色。

第四章　微生物語是腸腦對話的關鍵

一九七〇、八〇年代左右，當時最先進的腸腦溝通研究，首推西洛杉磯的美國退伍軍人管理局（現為美國退伍軍人事務部，U.S. Department of Veterans Affairs）的潰瘍研究與教育中心（Center for Ulcer Research and Education，簡稱ＣＵＲＥ）。該中心由傑出的消化系統生理學家摩頓．葛洛斯曼（Morton I. Grossman）所創立，是世界各地想研究胃潰瘍（當年重大的健康議題），以及更廣泛的消化系統運作基本機制的科學家與臨床研究者的朝聖地。至今仍有書籍與故事描述著關於這個中心的一切，它在科學上的突破進展，它的創辦人和魅力十足的領導人，以及葛洛斯曼的一名學生：約翰．華許（John Walsh）。

一九八〇年代初，我來到洛杉磯，在潰瘍研究與教育中心擔任研究人員，目標是研究腸胃道內溝通活動的生理機制。我過去在德國慕尼黑的路德維希馬克西米利安大學（Ludwig Maximilian University）所接受的醫學院課程中，完全沒有提到腸腦交流的主題。那時，我才剛在溫哥華英屬哥倫比亞大學（University of British Columbia）完成內科住院醫師的訓練，迫不及待想投入我對科學的興趣，展開在潰瘍研究與教育中心、原本預計為期兩年的研究訓練計畫。

當時，約翰．華許是一位年輕且才華洋溢的研究員，他根據自己的直覺做出許多有遠見的決定和發現——這是我在很久以後才體會到的。他對當時仍十分神祕的訊息傳遞分子，也就是所謂的「腸道荷爾蒙」或「腸道胜肽」（gut peptides）一直相當感興趣。最早，這些分子是從外來種青蛙的皮膚中分離出來的，後來也在哺乳動物的腸道和腦部找到。當時，生物學家認為，這些訊息傳遞分子的作用是簡單的化學開關，能啟動或關閉胃製造鹽酸、胰臟分泌消化激素，或膽囊的收縮能力。但接下來的幾年，在這個現代腸道研究的搖籃中，我第一手觀察到我們對這些訊息傳遞分子的理解，從「簡單的開關」演變為「複雜的通用生物語言」，是數兆腸道菌用來跟我們的消化系統（甚至是大腦）溝通的語言。

一群義大利生物學家在維特羅．艾斯帕默（Vittorio Erspamer）的帶領下，率先在外來種青蛙皮膚中發現一些腸道胜肽，其作用似乎是協助阻攔掠食者。缺乏經驗的幼鳥吃下這種青蛙後，這些分子將在其腸胃道中釋放，引起不良的腸道反應以破壞這一餐，並讓幼鳥產生反胃的症狀。這會讓幼鳥知道以後不要去碰這類型的青蛙。青蛙製造的胜肽可讓幼鳥的組織產生反應，這證明了青蛙和鳥類有共通的化學溝通系統。

在義大利研究人員發表他們的成果後，維克多．莫特（Viktor Mutt）和他於瑞典卡羅林斯卡學院（Karolinska Institute）的同事也開始在哺乳動物中尋找類似的腸道胜肽，最後他們以工業化的規模，大量從熟豬腸中萃取並純化這些分子，然後把它們分送給世界各地對此感興趣的研究者。當這些珍貴的萃取物以粉末形式運抵華許的實驗室時，我們看著它們，想到為了把萃取物分離所需投入的工作量與時間，不禁肅然起敬。後來，我們會在清早時分前往洛杉磯的一處屠宰場，取回裝有豬腸的容器，用這些豬腸來自行純化腸道胜肽。當我們對實驗動物注射其中一種稱為「胃泌素」（gastrin）的物質時，我們觀察到，實驗動物的胃部會開始增加鹽酸的分泌；注射另一種稱為「胰泌素」（secretin）的腸道胜肽，則會讓胰臟開始分泌消化液；而注射「體抑素」（somatostatin）則往往同時關閉上述兩種功能。這些腸道胜肽也被稱為「腸道荷爾蒙」，因為它們注入血液後，能抵達體內的遠處目標，正如甲狀腺或卵巢分泌的荷爾蒙可以發送遠距離訊息一樣。

科學家很快就發現，腸道胜肽不僅存在於腸道中分泌荷爾蒙的細胞中，還存在於腸神經系統的神經細胞中。腸神經系統用它們來微調腸胃蠕動、體液的吸收和分泌。神經科學家往大腦中尋找時，也發現了相同的物質。腦中的胜肽作用是重要的化學開關，可以啟動及關閉與飢餓、憤怒、恐懼和焦慮相關的各種行為和運動程式。

一九八〇年代早期，這個故事出現了意想不到的轉折。一群美國國家衛生研究院的科學家，在充滿遠見的生物學家傑西・羅斯（Jesse Roth）與德瑞克・勒洛斯（Derek LeRoith）的帶領下，想了解華許、莫特、艾斯帕默等人從青蛙、豬、狗和其他動物中分離出來的訊息傳遞分子，是否也能由微生物產生。他們在含有營養素的培養液中培養不同的微生物，然後從培養液中分離微生物，並且檢測有無胰島素的存在（這種荷爾蒙會在餐後指示身體組織儲存來自糖的能量）。

在細胞和培養液中，他們都發現了跟人體胰島素十分類似的分子——實驗室培養出的老鼠脂肪細胞在該分子的刺激下，會儲存來自糖的能量。這個戲劇化的結果，讓我們第一次了解到，胰島素並非像生物學家所想的那樣最早是出現在動物身上，而是存在於十億年前左右出現的原始單細胞生物體中。

羅斯與勒洛斯把來自其他微生物的萃取物，寄送至潰瘍研究和教育中心的華許實驗室後，我才首度了解到他們令人著迷的研究。華許實驗室使用放射免疫分析來辨別並量化這些分子。研究的結果令人吃驚：除了胰島素以外，我的同事還發現與其他哺乳動物腸道胜肽類似的分子。從那時開始，實驗室陸續辨別出許多腸道胜肽與荷爾蒙，包括去甲腎上腺素、內啡肽、血清素與其受體的古老微生物形式。

在刊登於一九八二年《新英格蘭醫學期刊》（*New England Journal of Medicine*）的一篇文獻回顧中，羅斯與勒洛斯總結了他們的發現：我們的內分泌系統和大腦用以溝通的訊息傳遞分子，很可能起源於微生物。數年之後，我對這個不斷發展演變的科學領域變得日益著迷，所以決定跟我的友人——當時在加州理工學院（California Institute of Technology）服務的優秀數學家皮耶．鮑迪（Pierre Baldi）——合作撰寫一篇推測性的文獻回顧。雖然加州大學洛杉磯分校某傑出的語言教授曾經試圖說服我，「語言」一詞只適用於人類溝通的語境，但我們仍為這篇文章下了這個標題〈腸道胜肽是世界通用的生物語言嗎？〉（"Are Gut Peptides the Words of a Universal Biological Language."）。這篇文章在一九九一年發表於《美國生理學雜誌》（*American Journal of Physiology*）。

當我把草稿拿給華許看時，他開玩笑的說：「這篇推測性的文章可以刊出來，算你好運，這些想法領先時代三十年。」（正如他一向充滿遠見的言論，實際狀況確實與他的預測相距不遠。）我們在這篇文章中提出的看法是，這些訊息傳遞分子代表一種通用的生物語言，不僅腸道，連神經系統、小腦與大腦，以及免疫系統都使用這種語言。人類不是使用這種細胞溝通系統的唯一生物體，科學已經證實，青蛙、植物，甚至連居住在我們腸內的微生物，也使用這種語言。如果用稱為「資訊理論」（information theory）的數學方法分析生物數據資料，我們甚至推測了，各類訊息傳遞分子（如荷爾蒙，乃至神經傳導物質等）可在不同細胞與器官間傳送的資訊量。

不幸的是，當時時機尚未成熟，科學界還未意識到這些早期發現會帶來怎樣的影響。正如華許所預測的那樣，腸腦交互作用的研究持續將近三十年之後，腸道菌才再次站上舞台的中央。

幼年清腸的不利影響

達莉亞穿著黑色衣物和深色太陽眼鏡走進我的診所，彷彿正前往喪禮的途中。我已經看過許多這類病患，所以對她的外表並不感到驚訝。深色眼鏡很可能是因為患者對光線極度敏感所致，而這種情形經常與偏頭痛有關。達莉亞身上所穿的斗篷，或許是一名四十五歲女性用來隱藏她懊惱感覺的武裝。

達莉亞因為難纏的便祕問題而預約看診，但她的問題不僅是排便而已，其他症狀包括全身慢性疼痛、疲勞、偏頭痛等。跟她談過之後，我了解到她也有長期憂鬱的情形，而她把這歸咎於自己的腸胃道問題。她告訴我，自己從嬰兒時期開始就有排便不順的問題。當時她的母親定期給她灌腸——那個時代有許多母親都這麼做，好讓孩子能每日順利排便。

令人遺憾的是，達莉亞能夠讓自己定期排便的唯一方法，就是每日灌腸與每週深度灌腸（溫水注入上結腸、範圍更廣泛的灌腸）。她說，如果不每日灌腸，她就無法自發排便，甚至長達數星期之久。達莉亞堅稱她的結腸「已死」，無法再運送任何東西。她很害怕如果不每日刺激排便，自己會不舒服到難以忍受。這些事實再加上她對便祕不適的恐懼，使她堅信自己永遠不能停止灌腸療法。

達莉亞先前試過的許多治療方式都宣告失敗，以各種藥物治療她的憂鬱症，對於改善她的便祕也只有短暫的效果。似乎有某種莫名的機制強迫她腸腦軸線的溝通一再回到受干擾的狀態。我請她做一連串的診斷評估，都無法解釋她便祕的原因。最耐人尋味的是，一種名為「結腸傳輸試驗」（colonic transit study）的特殊檢測顯示，她的消化殘渣通過結腸的時間完全正常。

達莉亞確信，自己會焦慮、憂鬱、疲勞與慢性疼痛，是因為消化道中的有毒殘渣發酵所致。她認為，無法自行排除這些殘渣，對她的整體身心健康有重大影響。許多醫師碰到這麼一個多重症狀且故事詭異的病患，通常會進行結腸鏡檢查，然後開最新的瀉藥給她，再把她轉介給精神科醫師。現在我們已經知道，醫師的這種策略，很容易就會忽略掉病患症狀中的一些重要生理因素。達莉亞幼兒時期所接受的灌腸，很可能干擾了她人生前幾年腸道菌組成的正常發展，持久改變了腸道菌與神經系統的溝通方式。雖然目前科學尚不足以了解，腸道菌早期到底發生了什麼變化，才導致了達莉亞的這些症狀，但她的故事充分顯示，健康的腸道菌叢在正常發展過程中出現的變化，可能會使患者出現精神症狀，以及終身腸腦溝通失常。我相信，未來會有一些治療策略可扭轉這類腸腦軸線的早期程式錯誤。在那一天到來之前，以下的整體療法可能會對她有些幫助：藥理與行為處理並行治療她的精神症狀、補充益生菌與富含植物性纖維的飲食來建立腸道菌多樣性、以草本型瀉劑刺激結腸的液體分泌。這樣的處置方式也是肯定了她的痛苦遭遇和獨特故事不是憑空捏造。以達莉亞的情況而言，這療法不僅逐漸了改善她的腸胃道症狀，也減緩了焦慮和憂鬱的症狀。

多年來，我見過許多病患有著複雜且看似難以解釋的症狀，而我學到最重要的一點，就是不要戴著有色眼鏡聆聽他們的故事——無論這些故事聽起來有多詭異，或多不符合當前的科學教義。沒人教醫學院的學生如何診斷這類病患，所以，即使是經驗豐富的腸胃科醫師，也很容易為達莉亞下錯誤的假設，誤認為她是特有的心理異常病例。但我懷疑，除了腸道菌叢與腦部溝通的發展受到改變以外，她灌腸的習慣一部分也源自於一個古老且歷久不衰的信念，人們相信累積在結腸中的有毒殘渣會形成各種生理、心理的疾病與病痛，而清潔結腸是排毒的必要療法。這種被稱為「腸腐敗」（intestinal putrefaction）或「自體中毒」（autointoxication）的信念，幾乎跟莎草紙一樣古老，相關治療手法是世界各地古老醫療傳統的一部分。

對腸道疑神疑鬼

古埃及和美索不達米亞的人們認為，腸中腐爛的食物會形成毒素，然後藉著循環系統在體內移動，引起發燒並導致疾病。為了治癒這類疾病，西元前十四世紀的埃及醫學文稿「埃伯斯草紙醫典」（Ebers Papyrus），指導人們運用灌腸法「逼出排泄物」，以治療二十多種不同的胃部與腸道問題。古埃及人聲稱，神祇圖特（Thot）教會他們自體中毒與淨化腸道以避免疾病的知識。法老因而任命一些人為「直腸守護者」，職務就是管理皇室的灌腸，這是歷史上最早的粗糙做法之一。

在紅海對岸的古美索不達米亞平原上，已知最古老的人類文明成員蘇美人，也用灌腸來驅趕疾病。古巴比倫人和亞述人也是如此，他們的泥板早在西元前六百年就提到灌腸一事。在印度，印度手術之父蘇許魯塔（Susruta）曾提出具體建議，並在梵文醫學文稿上描述如何使用注射器、導管和直腸鏡。阿育吠陀（Ayurvedic）醫師繼續此傳統：阿育吠陀五個最重要的排毒清潔療法中，最重要的就是清潔下腸胃道的灌腸。阿育吠陀的醫者也常使用藥草灌腸（niruha basti）的方式來治療各種病痛，包括關節炎、背痛、便祕、腸躁症、神經系統疾病與肥胖。在東亞地區，中國和韓國的醫師同樣擔心腸道不潔的風險。他們開出灌腸與結腸灌洗的處方，來解決「體內濕氣」的危害，他們認為體內濕氣是各種問題的起因，包括高膽固醇、慢性疲勞症候群、纖維肌痛、過敏和癌症。

西方醫學的創始人對於自體中毒如何影響身體有不同的觀點，但他們也同意這絕非好事。古希臘醫師希波克拉底（「希波克拉底誓詞」〔Hippocratic Oath〕就是以他的名字命名的）也曾記錄過，利用灌腸來治療發燒和其他身體疾病。而且，一般也認為，「萬病起源於腸道」這句名言就是出自於希波克拉底。古希臘人也採納埃及人的觀點，認為體內腐敗的食物會引發致病毒素，而且四種體液必須平衡才能維持健康——這種觀念持續了整個中世紀。

為什麼人類長久以來如此執著於潛伏自身腸道的危機呢？我在診所裡看過許多不同族裔、教育程度與社經背景的患者，對這種觀念深信不移。他們相信，自己腸胃道中一些不明確且科學上根本不成立的過程，形成了各種消化與其他健康問題。多年來，這些受到人們猜疑的過程，包括了腸道念珠菌感染、對各種飲食成分過敏和過度免疫反應、腸漏症，以及最近人們常自以為的腸道菌叢失衡等。為了對抗這些可疑的病症，許多人展開通常頗為昂貴又繁冗的做法，包括嚴格控制飲食、營養補充品，甚至抗生素。但是他們仍然來到我的診所就診，消化問題並未見減緩，不禁讓我懷疑，他們所嘗試的這些治療方法是否真有任何幫助，或者最多僅是緩解他們的焦慮而已。

面對超乎自己控制範圍外的健康威脅，人類一向使用各種非科學的解釋與活動，來減少自己的恐懼與焦慮。其中又以飲食淨化特別受歡迎，包括目的是追求潔淨腸道的榨汁與特殊飲食，但這件事本身就存在矛盾。今天，受歡迎的作者們在流行刊物中，以一個又一個故事大大激起這種根本的焦慮——而且在這些故事中，這些作家們對於食物帶有哪些風險的說詞卻又反反覆覆。另一方面，我們現在透過科學研究得知，人們對於腸道菌及其可能產生許多物質的恐懼，有它一定的道理。正如人類社會有犯罪者、騙子和電腦駭客，腸道中也有不按牌理出牌的微生物。有些短暫存在的微生物體，尤其是寄生蟲與病毒，有它們自己的計畫（通常是繁殖），為了達到這個目的，它們會忽視、甚至破壞我們的身心健康。它們已經學會要如何駭進我們最精細的電腦系統，也就是大腦，並且為了私利而占用大腦的情緒運作程式。

為了讓大家知道微生物有多精明，我要分享一個有趣的故事，這是我在十五年前左右，於舊金山某精神科醫師座談會上聽到的。研究慢性壓力對大腦不良影響首屈一指的專家羅伯·薩波斯基（Robert Sapolsky），在那裡發表了一場頗具啟發性的演講，內容是關於一種邪惡但聰明的微生物，名為弓形蟲。他在演說中描述了曼努爾·貝爾多（Manuel Berdoy）及其牛津大學的研究小組在二〇〇〇年發表的研究。這項研究顯示，弓形蟲有自己設定好的生存與繁殖工作，並且以一種很狡猾且自我本位的方式來達成。

弓形蟲只能在一個地方繁殖，那就是受感染的貓腸胃道，但這種寄生蟲實際上可以穿過血腦障壁——其功能為大腦的防火牆，可阻隔並保護大腦不受任何不必要的影響——入侵任何哺乳動物（包括人類）的大腦。一旦貓受到弓形蟲感染，就會在排泄物中排出這種微生物。因此，婦產科醫師會建議懷孕婦女把貓和砂盆放在屋外，並避免在貓可能掩埋糞便的地方從事園藝。在弓形蟲的理想世界中，貓會排泄寄生蟲，囓齒動物接著吃下寄生蟲。然後，寄生蟲會在囓齒動物的全身，尤其是在大腦，形成圓形囊腫。貓接著吃下被感染的囓齒動物，被吃下的囊腫就在貓的腸胃道中繁殖，然後貓又在糞便中排出新孵化的寄生蟲，生命的循環就此延續下去。

情節就是在此處出現吸引人的轉折，證明了這種微生物有多聰明。在正常情況下，感染老鼠的病原體不太可能再回到貓體內，因為囓齒動物本能會避開貓。但被弓形蟲感染的囓齒動物不僅會失去對貓的本能恐懼，甚至開始喜歡有貓尿氣味的區域。

為了做到這件事，由寄生蟲組成的小囊腫以巡航導彈的精準度與最小的連帶傷害，進入老鼠大腦的特定區域，目標是影響負責觸發「恐懼—逃跑反應」的情緒運作系統。這種情緒與運動程式通常會讓老鼠一聞到附近有貓，就逃之夭夭，但這種寄生蟲會消除老鼠對貓的恐懼，不過受感染的老鼠依然會對貓以外的掠食者表現出正常的防禦行為。實驗室測試也顯示，牠們在記憶、焦慮、恐懼和社會行為方面皆有正常的表現。但如果涉及貓，老鼠大腦囊腫的所作所為還不止於此，它們會提高附近控制性吸引力活動的大腦迴路，讓受感染的老鼠嗅到貓的氣味後反而受其性吸引。這種對老鼠大腦運作系統的狡詐劫持，藉由引起貓氣味對受感染老鼠的性吸引力，壓制了老鼠先天的恐懼反應。換句話說，貓對受感染老鼠形成了致命的吸引力。

這些策略背後的演化智慧非常出色。製藥公司耗資數十億美元研發藥物，想達成弓形蟲輕而易舉就達成的任務，但這些投資大多宣告失敗。例如，可以減緩焦慮症的恐懼反應，且阻擋促腎上腺皮質激素釋放因子（參與壓力反應的分子）發揮作用的複合物，或者讓性慾低下症女性提高性慾的複合物，都被證實效果不大，卻會產生嚴重副作用。

許多其他微生物也發展出精密得令人驚訝的方式來操縱宿主行為。狂犬病病毒透過入侵負責憤怒和攻擊的特定大腦迴路，來讓其宿主，如狗、狐狸或蝙蝠變得較具攻擊性，於是增加了受感染動物攻擊、咬傷其他動物或人的機會，藉此讓唾液中的病毒進入受害者的傷口。弓形蟲和狂犬病病毒對其宿主神經系統瞭若指掌，無人能出其左右，而許多其他致病的微生物，包括細菌、原蟲、病毒，也都已發展出聰明且驚人的方式來操縱宿主行為。

如果有駭客以弓形蟲和狂犬病毒操縱大腦的方式，操控某公司的電腦系統，我們會認為，他是對系統編碼有深入知識的駭客老手，並且裡應外合。弓形蟲和狂犬病毒已演化到徹底了解哺乳動物的腸腦軸線，它們對哺乳動物情緒運作系統有非常詳細的知識，並且可以操縱這些系統來達成目標。

然而，寄生蟲和病毒不是唯一具有超強能力可影響人類大腦的微生物。過去十年中，研究人員發現，一些和平生活在我們腸道裡的微生物也有同樣優異的能力，只不過它們不用這些技能對付我們罷了。但是，它們對腸腦軸線的影響確實非常巨大。

微生物能協調腸腦溝通？

幾年前，我們許多研究腸腦交互作用的人，都以為自己已經知道所有促成腸腦雙向溝通的要素了。

我們了解腸道如何嚴密監視消化過程與我們的環境：腸道如何感知熱、冷、疼痛、擴張程度、酸度、食物中的營養與其他特性——事實上，腸道可感測的資訊實在太多，腸道表面可以說是我們體內最大也最複雜的感覺系統。這些腸道知覺顯然是透過荷爾蒙、免疫細胞的訊息傳遞分子、感覺神經，尤其是迷走神經，傳遞到我們的小腦和大腦。這項新知識解釋了，為什麼消化系統在我們未注意的多數時候都能發揮完美功能，為什麼腸道對被汙染的餐點會產生相應反應，還有為什麼我們在吃了一頓美味餐點後會感到心情愉悅。

我們也知道了，在消化過程的管理中，腸神經系統——腸道中的小型腦——的作用是地方監管單位，負責在緊急狀況下與聯邦當局，也就是大腦保持密切聯繫。我們也了解到，當我們經歷情緒時，大腦中專門的情緒運作程式會創造獨特的戲劇情節在我們的腸道上演，形成每種情緒特有的腸道收縮、血液流動與消化液分泌。

我們這些臨床醫師確信，一旦腸腦溝通受到干擾，對於腸躁症等功能性腸道疾病有很大的影響。此外，我跟絕大多數的精神科醫師和腸胃科同事所持的觀點相反，我很早就認為，這種溝通系統的修正，甚至可能跟非消化疾病如焦慮症、憂鬱症與自閉症有關。

然而，正如科學界經常發生的那樣，我們最初的自信滿滿，後來往往證實是言之過早。雖然發現了許多腸道和大腦間雙向溝通的要素，但我們後來才逐漸了解到，身體其實是以精細的腸腦迴路形式來組織腸道反應與知覺，而腸道菌叢是其中不可或缺的一部分。早期，我們在做結論與預測時，並未考慮到腸道菌叢這個要素。

事實證明，我們的情緒所觸發的腸道反應，不會只停留在腸道的扭曲與痙攣，它們會觸發一連串的腸道知覺，然後回到大腦，在那裡調節或創造「腸道感覺」，並且儲存成為某特定經驗的情緒記憶。直到最近幾年，我們才總算了解，腸道菌在腸道反應與知覺間的交互作用中，扮演著不可或缺的角色——這點令全世界的科學家都大感意外。

我們現在了解的是，這一大群肉眼看不見的生命體，不斷透過各種訊息，包括荷爾蒙、神經傳導物質，和無數稱為代謝物的微小化合物，來跟我們的大腦溝通。這些代謝物因腸道菌特有的飲食習慣而產生，是腸道菌在攝食我們飲食中不可消化的剩餘物、肝臟分泌至腸道的膽酸，以及覆蓋腸道的黏液層後形成的。事實上，在腸道與大腦間的對話中，腸道菌是用一種我稱之為「微生物語」（microbe-speak）的複雜生化語言，來廣泛而持續的參與對話。

為什麼我們的腸道菌和大腦需要如此精密的溝通系統呢？微生物語又是如何形成的？想回答這些問題，我必須帶你回到過去，重返很久以前地球上充滿豐富微生物的原始海洋。

微生物語的曙光

大約四十億年前，生命首先以單細胞微生物古菌（archaea）的形式出現在地球上。在它們存在的最初三十億年中，微生物是地球上唯一的生物居民。它們的數量數以兆計，比全銀河系的星星加起來還要多。共近十億種形狀、顏色、行為各異、肉眼看不見的微生物種，飄浮在靜謐而遼闊、以海洋為主的世界。

這些微生物經過了漫長的時間，通過物競天擇的嘗試與錯誤之後，彼此溝通的能力漸趨完善。為了溝通，它們製造出負責發送訊息的訊息傳遞分子，以及專門負責解碼的受體分子。透過這種方式，由某微生物分泌的訊息傳遞分子，便能夠被附近的另一微生物解碼。而且實際上，這種訊息傳遞方式，會造成接收方微生物的行為產生暫時或持續的變化。正如羅斯與勒洛斯發現的，這些訊息傳遞分子，許多都跟我們腸道目前用以與腸神經系統和大腦溝通的荷爾蒙和神經傳導物質非常相似。你可以把這些分子想成一種古老而相對簡單的語言——正如今日你體內不同器官系統在溝通時，所使用的各種生物訊息語言。

大約五億年前，第一個原始的多細胞海洋動物在海洋中演化而成。一些海洋微生物就住在這些海洋動物的消化系統內。其中有一種小型的海洋動物是水螅，至今還能在淡水水域中找到。這種生物充其量跟一條漂浮的消化道差不了多少。它是一條數公厘長的管子，一端是口部，身體是充滿微生物的消化系統，另一端則是吸盤，用以把自己固定在岩石或水生植物上。

這些動物和微生物逐漸發展出共生關係，微生物也找到了把重要基因資訊傳遞給宿主的方式。這些基因資訊能提供宿主本身所缺乏，但微生物在數十億年的嘗試錯誤中學會製造的各種分子。這些分子有些成為了神經傳導物質，有些成為荷爾蒙、腸道胜肽、細胞激素，以及我們身體今天所用的其他訊息傳遞分子。

經過數百萬年的時間，隨著原始的海洋動物演化為更複雜的生物，牠們以包圍原始腸道的神經網絡為形式，發展出簡單的神經系統——與今日圍繞我們腸道的腸神經系統網絡相差不大。這些生物的神經網絡，運用來自微生物的基因指令來製造傳遞訊息的化學物質，讓神經元得以彼此傳遞訊息，並指示肌肉細胞收縮。它們是人類神經傳導物質的前驅物。

令人驚訝的是，這些簡單的神經網絡與訊息傳遞分子，讓數百萬年前的原始動物得以用設定好的方式，對吃下肚的食物做出反應，就跟現代人類的腸道一樣。牠們攝取食物後，會做出跟人類消化道同樣的固定運動：一連串反射動作，把攝入的食物從食道推至胃部與上腸道，並協助排出腸道廢物。當這些動物攝入毒素時，牠們也能從腸胃道的一端或兩端排出毒素，跟人類食物中毒時的嘔吐與腹瀉一樣。這些早期的海洋動物也有專門的細胞，可以分泌特定化學物質來協助觸發消化反射。這些分泌細胞可能是我們腸內分泌細胞的始祖——我們的腸內分泌細胞是一種特化細胞，負責製造身體大部分的血清素與腸道荷爾蒙，讓你出現飢餓或飽足感。

小型海洋生物與寄居微生物之間的新共生關係，對兩者都有許多好處。這些動物因此有能力消化特定食物、獲得自己無法合成的維生素，並能閃避或排出毒素與其他環境中的危害。而這些動物消化系統中的微生物則得到可容納它們的舒適環境，使它們得以生長，並可免費從某地點移動至另一個地點。我們可以把這種微生物的集合體視為人類腸道菌叢的最早版本。

由於腸道菌與宿主之間的這種共生關係對雙方都有很大的好處，因此今天地球上幾乎所有的多細胞動物都保留了這種共生關係，從螞蟻、白蟻、蜜蜂、牛、大象到人類，無一例外。事實上，這些基本的消化活動維持了數億年之久，已足以證明那些寫入你腸道與腸道神經系統程式的卓越進化智慧。這點也讓我們得以理解，為什麼我們的腸道菌、腸道與大腦之間，有如此錯綜複雜的關係。

隨著更複雜的動物演化而成，原始神經系統發展成消化系統以外更複雜精密的神經網絡。這個網絡與腸神經系統是分開的，但仍與腸神經系統保持密切的關係，也保留了多數的訊息傳遞機制。這個精密的新神經網絡最後發展成中樞神經系統，在顱骨內建立起總部。與外部世界相關的行為，一開始是由腸神經系統全權負責管理，後來則逐漸改由中樞神經系統接管，包括：在情況允許下，接近或閃避其他動物的能力。這些功能最後都轉移至大腦的情感調節區域，而腸神經系統則負責基本的消化功能。這就成了人類腸腦軸線之中持續存在的分工模式。

距離少數微生物與簡單海洋動物的原始腸道初次接觸那時，已經經過了數億年的時間。但我們自那時起展開的漫長演化之旅，解釋了為什麼你的腸道，包括腸神經系統和腸道菌相，持續對你的情緒與整體的身心健康有這麼強烈的影響。

具約束力的古老合約

讓我們花一點時間來想一想腸道菌叢有多神奇。腸道菌叢大約是一千種微生物的集合體，比大腦和脊髓中的細胞要多一千倍，比人類全身上下的細胞總量多了十倍。腸道菌叢加起來的重量跟你的肝臟一樣重，比大腦或心臟還重。這點讓一些人把腸道菌叢稱為「新發現的器官」，而且是複雜度與大腦並駕齊驅的器官。

絕大多數的腸道菌不僅無害，還對我們的身心健康有益，這些微生物被科學家稱為「共生體」（symbionts）或「共生者」（commensals）。共生體從宿主身上獲得營養，然後以協助保持宿主的腸道平衡、防禦入侵者做為回饋。但腸道內也有少量稱為「致病菌」（pathobionts）的潛在有害微生物。在某些情況下，這些不可信賴的微生物可能會對我們開戰。致病菌有分子工具可做為攻擊腸壁的軍火，造成腸壁發炎或潰瘍。微生物忠誠與否的變化，可能是飲食、抗生素治療或重大壓力影響下的結果，使得某些菌群異常累積或毒性增加，從而把原先的共生體變為致病菌。

不過，人類腸道菌很少採取這種侵略性的攻略。相反的，它們常與我們和平共處，專心忙著自己的事，例如消化、生長與繁殖。我們的免疫系統也不會把可畏的砲火轉向腸道菌叢。原因很簡單，因為雙方必須為此付出的代價遠大於好處。這裡的雙方都為另一方提供服務。這是一個具有約束力的古老合約，既是和平條約也是貿易協定，確保相關參與者都能互惠互利。

數百萬年前，微生物與其宿主之間發展出最簡單的共生形式，至今仍在我們體內持續進行。腸道菌叢藉由享受在我們腸道中的特權生活——源源不絕的食物供應、適中的溫度，與無限次數的免費旅行而獲益。它們還得以自由連接我們的內部網絡——由荷爾蒙、腸道胜肽、神經脈衝，以及其他化學訊息所傳遞的持續資訊流。無論我們是睡是醒，這些資訊讓它們得以監控我們的情緒狀態、壓力程度，以及身處的環境條件為何。獲取這些私密資訊有助於腸道菌叢調整自己的代謝物，以確保自己的居住環境處於最佳狀態，並且與我們的腸道環境和平共處。

做為互惠交換，微生物則提供人體必要的維生素、代謝肝臟產生的消化化合物（膽酸）、分解身體從未接觸過的外來化學物質（異生物質〔xenobiotics〕）。最重要的是，人體的消化系統無法自行分解或吸收的膳食纖維和複合醣分子，都由微生物來負責消化，因此得以提供人體大量的額外熱量，否則這些熱量將流失在糞便中。在史前時代，比起煩惱如何把自己塞進緊身牛仔褲，人們更關心狩獵與採集充足的食物，因此腸道菌叢從食物中獲取的額外熱量有助於人類的生存。然而，今日的人類食物過剩，肥胖成了流行病，腸道菌提供的額外熱量反倒成了負擔。

尊重這份古老合約中具約束力的種種要點，已讓微生物與宿主維持了數百萬年和平互利的共存關係。這是一項讓人驚歎的成就——這種和諧共存的紀錄，我們人類難以望其項背。

微生物語和人體內部網絡

你的腸道菌正與腸胃道、免疫系統、腸神經系統與大腦持續進行對話。正如任何合作關係一樣，良好的溝通是關鍵。最近的研究顯示，當這些對話受到干擾時，可能導致各種腸胃道疾病，包括各種腸道發炎、抗生素相關的腹瀉、肥胖及其相關危害。而且，這些干擾也可能跟許多嚴重腦部疾病的形成有關，包括憂鬱症、阿茲海默症與自閉症。

腸道與大腦的溝通發生在好幾個平行的管道之中，使用傳輸的模式也各有不同。其中包括分子以發炎訊息的形式，像荷爾蒙一樣利用血液，或以神經訊息的形式抵達大腦。這些管道的溝通並非獨立發生的，它們彼此之間也有大量的交叉對話。你的腸道菌可以監聽大腦正進行的對話，反之亦然。腸道菌用以跟大腦溝通的生理管道中的資訊流，可說是充滿了活力。

能夠獲准通過此系統的訊息量，多半取決於腸道表面的薄黏液層厚度和完整性、腸壁的通透性與血腦障壁。這些障壁通常相當嚴密，使得腸道菌僅能傳送一定的訊息量至大腦，但是壓力、發炎、高脂肪飲食及特定食品添加劑，會使得這些天然障壁比較容易滲漏。

為了徹底了解腸道菌在你體內的活動，請暫時把各種微生物溝通管道想成一種資訊通道，類似家用網路服務的光纖線路或電纜。透過這種通道傳輸的資訊量有大有小：有時候腸道菌上傳的是相對較小的文件檔案，傳輸的資訊量小；有時候則會上傳一連串大且資訊密集的影片。

不過，這種溝通系統跟你家中寬頻服務的運作方式有點不同。你跟網路服務供應商的合約，限制了你每秒可以上傳或下載的訊息量。換句話說，你的頻寬是固定的，取決於你購買的方案是費用較便宜的經濟型方案，或是較貴的豪華型方案。相反的，你的腸道菌和大腦之間的網路連線則是非常動態的，好比你多數時間用的是經濟型方案，面對壓力時——例如，剛在法式餐廳吃完一頓有鵝肝醬的開胃菜，以及大量奶油的香煎比目魚排晚餐後——馬上可以轉換成豪華型方案。

談到微生物語的溝通管道，我們先來看看，當腸道菌對大腦傳送訊息時，免疫系統扮演了怎樣的角色。腸道菌、免疫系統與大腦三者間的對話方式有好幾種，而且近來人們特別關注，腸道菌與免疫系統間的交流受到改變時，所造成的種種後果。這種複雜對話間受到干擾，被認為跟許多腦部疾病密切相關。

其中一種溝通方式跟我們所知的免疫特化細胞「樹突細胞」有關。這些細胞位於腸道內壁層下方，它們有「觸角」可以伸進腸道內部，直接與居住在腸壁附近的腸道菌叢溝通。這些免疫細胞感測器是第一道偵測防線。在正常情況下，這些細胞上的受體，也就是所謂的「模式辨識受體」或「類鐸受體」（toll-like receptor，TLRS），會識別各種來自良性微生物的訊息，告訴免疫系統目前一切順利，沒有必要採取防禦反應。我們的免疫細胞很早就從與各種腸道菌的交流過程中，學會如何正確解讀這些和平訊息。相對的，當這些機制偵測到有害或有潛在危險的細菌時，就會引發與生俱來的免疫反應——腸壁一連串的發炎反應——以阻擋病原體。

最近的研究顯示，保護腸道表面的黏液是由腸壁中的特化細胞產生，可以分為兩層：緊黏附在腸壁細胞上較薄的內層，以及較厚且未黏附的外層。這兩層都是透明的，肉眼幾乎不可見，厚度僅一百五十微米，大概只有人類頭髮的一．五倍粗。內黏液層很緊密，細菌無法穿透，因此能保持上皮細胞表面無菌。相反的，外黏液層則是大多數腸道菌與被稱為「黏蛋白」的複合醣分子所在之處，這些分子是微生物重要的營養來源，尤其是在你禁食或膳食纖維較少的時候。

當微生物穿透覆蓋腸道內壁的保護黏液層時，細胞壁分子就會啟動腸道內壁下方的免疫細胞，使其根據微生物是否造成危險或危害程度高低，做出相應的免疫反應。脂多醣（lipopolysaccharide，LPS）這種分子在微生物與免疫系統的對話中尤其重要。脂多醣是革蘭氏陰性菌（gram-negative organisms）這種微生物細胞壁的成分之一，會提高腸道的通透性，促使微生物轉移至免疫系統。

一般人常誤以為，腸道要感染噁心的細菌或病毒，才會觸發免疫反應，其實不然。習慣高動物性脂肪飲食的人，腸道中的這種革蘭氏陰性菌或厚壁菌門（Firmicutes）、變形菌門（Proteobacteria）菌群會相對較多，因此比較可能長期啟動這套免疫機制。當發炎、壓力或過量的膳食脂肪損害了我們與數兆腸道菌分隔的這兩道天然屏障時，更多的腸道菌或其訊息傳遞分子就能穿越腸道內壁，造成腸道免疫系統出現較激烈的反應——這種發炎反應可能擴及全身。此過程被稱為「代謝性內毒素症」（metabolic endotoxemia）。

無論腸道免疫系統是如何偵測到微生物的，它的回應方式都是產生名為「細胞激素」的分子。在某些情況下，這些細胞激素可能引起腸道局部嚴重發炎，例如腸道炎症或急性腸胃炎。只是，腸道中一旦出現了細胞激素這種訊息，它們也可能被傳送至大腦。例如，它們可以結合迷走神經（腸腦資訊的高速公路）感覺神經末梢的受體，發送遠距訊息至大腦的重要區域，讓你精神變差，增加疲勞感與疼痛敏感度，甚至讓你感覺憂鬱。較輕微的迷走神經發炎，則會降低迷走神經末梢對飽足感訊息的敏感度，影響到「吃飽就停止進食」的正常機制。攝取高膳食脂肪的患者通常都有這種機制受到干擾的問題。

細胞激素也可能進入血液中，像荷爾蒙一樣流至大腦，穿越血腦障壁，並啟動大腦內的免疫細胞（名為微膠細胞〔microglial cells〕）。因為絕大多數的大腦細胞都屬於對細胞激素產生回應的微膠細胞，所以這下子，大腦成了腸道菌與免疫系統傳遞訊息的接收目標。這種腸道到大腦的遠距免疫訊息，近來被認為與阿茲海默症等神經退化性疾病有關。

腸道菌叢除了透過各種複雜的方式跟我們的免疫系統溝通之外，也會藉由它們的代謝物跟大腦溝通，雖然不那麼戲劇化，卻同樣重要。腸道菌種類多元、數量繁多——人體中，人類基因與腸道菌基因的比例是一比三百六十——而且它們可以消化我們無法消化的物質。這會產生數十萬種不同的代謝物，其中有許多是我們的消化系統無法自行產生的。這些腸道菌代謝物會大量進入血液中，在所有循環分子中占了將近四十％，其中有許多被認為具神經活性，意思是它們可以跟神經系統交互作用。大腸會吸收部分代謝物，把它們轉移到血液中。如果你有腸漏的狀況，則會有更多代謝物進入血液。一旦進入血液循環中，代謝物就會運行至體內的許多器官，包括大腦在內。

腸道菌代謝物傳遞訊息給大腦的另一個重要方法，是透過腸壁上充滿血清素的腸嗜鉻細胞。這些細胞上布滿受體，可偵測各種腸道菌代謝物，包括膽酸代謝物，以及來自全穀物穀片、蘆筍或你最喜愛的蔬菜料理的短鏈脂肪酸，如丁酸（butyrate）等。其中部分代謝物可促使腸嗜鉻細胞產生血清素，使更多這類分子透過迷走神經向大腦傳遞訊息。這些代謝物也可以改變你的睡眠、疼痛敏感度和整體身心健康。動物實驗顯示，它們能影響焦慮狀態與社交行為的發展。你吃了一頓有豐富水果、全穀物和蔬菜的健康餐點後，感到神清氣爽，或在吃了太多油膩的薯片、一桶炸雞後渾身不舒服，很可能都跟這些代謝物有關。

人體內數不清的對話

為什麼腸道菌叢的角色會如此有趣又影響深遠呢？原因在於，這一大群微生物就位於分隔我們腸道反應與腸道知覺的交界處。腸神經系統會根據你剛吃下肚的飲食類型，或腸道是否完全排空，來控制消化液的酸度、流動性與分泌，以及腸胃道的機械性收縮，藉此改變腸道環境並控制消化。因此，腸道菌必須不斷適應區域酸度、重要消化液的分泌，與可用營養素的變化，以及在食物被排出前有多少時間可消化。同樣的，在壓力或高度焦慮之下，大腦的情緒運作程式會在我們腸道裡上演戲劇化的情節，改變腸道收縮運動、從胃到大腸的傳輸速度，以及血流量，使得大小腸中的腸道菌生活環境出現劇烈的變化。這可能正是為什麼面對壓力時，腸道菌的組成會改變的原因之一。相反的，當你感到憂鬱，所有的腸道活動都趨緩時，腸道菌也會感測到這些變化，並且啟動那些能協助自己適應環境變動的基因。

與此同時，消化、免疫與神經組織正忙著利用腸道胜肽、細胞激素、神經傳導物質等訊息分子互相溝通。重要的是，所有這些物質都是生理化學語言的要素。基於我們漫長且共同的演化歷史，這些生理化學語言其實算得上是「微生物語」的遙遠方言。

認識到腸道菌對於腸腦溝通如此關鍵的初期驚喜消退後，我們科學家過去幾年來對於它們之間的關係進行了更深入的研究。我們愈來愈清楚，大腦、腸道和腸道菌叢無時無刻都在密切溝通。於是，我們開始把大腦、腸道與腸道菌視為同一個整合系統，彼此間有大量交叉對談與回饋。我在本書把這個系統稱為「腸腦菌軸」（brain-gut-microbiome axis）。

過去整個二十世紀，科學家都無法看到我們的微生物夥伴，因為絕大多數的微生物無法在實驗室裡繁殖。在辨別微生物種類的自動化基因定序技術與處理大量微生物數據的超級電腦出現前，我們無法全面調查，確定有哪些微生物存在、它們擁有哪些共同基因，以及產生什麼代謝物。更具體地說，我們對於腸腦菌軸中各個參與者的了解十分有限。

我們現在很清楚，腸道菌對於人體的作用不僅止於「重要」兩字。正如史丹佛大學傑出的微生物態專家大衛·雷爾曼（David Relman）所說的：「人體的微生物群是人之所以為人的基本要件。」腸道菌叢除了在協助人類消化大部分食物方面有不可或缺的作用外，我們也愈來愈清楚，腸道菌對大腦中的食慾控制系統與情緒運作系統、我們的行為，甚至是心理，都有廣泛且出人意表的影響。我們消化系統內這些肉眼看不見的生物，對於我們產生什麼感覺、如何憑直覺做出決定、大腦如何發育與老化，都極具影響力。

第二部

直覺與腸道感覺

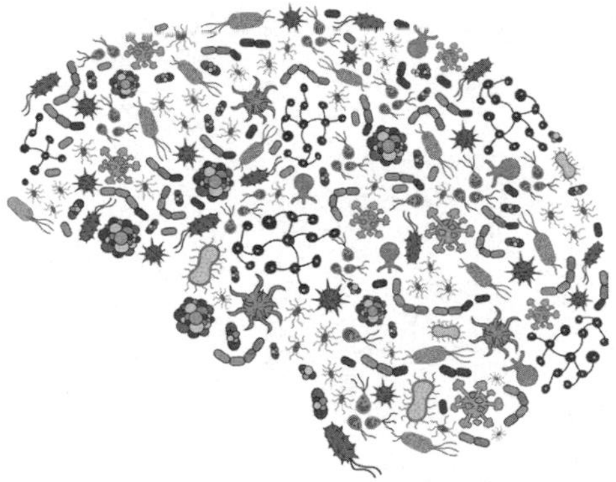

第五章　不健康的回憶：早期人生經驗如何影響腸腦對話

在和諧、受保護的家庭環境下長大，對於一個人的發育有正面的影響，這是合情合理的直覺判斷。全世界的父母都努力想為孩子提供這種最佳環境。但自從精神分析出現以來，我們得知某些受到壓抑的不良童年經驗，可能會在後來形成心理問題。大多數情況下，這類童年經驗超乎父母的掌控範圍。將近四十年前，愛麗絲．米勒（Alice Miller）就在暢銷書《幸福童年的祕密》（*Drama of the Gifted Child*）中主張，所有心理疾病的發展起源都是未解決的潛意識童年創傷。我在一九八〇年代接受醫學訓練時讀到米勒的書，雖然當時我就深深為之著迷，但我花了超過二十年之久，才理解到，她書中所說的早年生活逆境與成年健康狀況的關聯性，不僅跟憂鬱、焦慮、成癮等行為與心理問題的發生有關，可能也跟我患者的醫療問題有關，尤其是慢性腸胃疾病患者。

現在，我記錄病患的醫療史時，必定會詢問他們十八歲前的生活經驗。後來我發現這是一件很容易就能做到的事，不需要專門的精神分析訓練，也不會花太久時間。我發現，在許多病患身上，我經常能藉著探究他們的早年生活經驗得到更多重要的線索，甚至勝過詳細詢問他們的醫療症狀。我總是會對病患提出這個簡單的問題：「你覺得你的童年快樂嗎？」最有意思的是，只要問了這個問題，通常不用再多做探詢，就能聽到病患對我據實說明記憶中十八歲前的創傷經驗。在多數情況下，病患並未把那些經驗跟自己目前的醫療問題連上關係。但我多年來學到的經驗是，他們的答案通常能透露許多成年後胃部問題的起源與性質。

多年來，超過半數以上的患者告訴我，他們成長期間曾有家庭問題。或許是父親或母親生病了，或許是父母在激烈爭吵後離婚，伴隨而來的是長期的監護權糾紛。或者在更極端的情況下，某位關係親近的家庭成員有酗酒問題或染有毒癮。有人則向我坦白，自己在兒童時期曾經歷父母或陌生人的口語、肢體虐待或性虐待。

幾年前，一名叫珍妮佛的三十五歲女性前來就診。「我一直都有肚子痛的問題，但去年情況變得更糟了。」她說。為了進一步了解她腹痛的性質，我詢問她如廁的狀況。她說，有時候她一天到晚跑廁所，有時候則好幾天都便祕無法排便。她腹瀉時會腹痛加劇，如廁則可暫時減緩腹痛。談話的同時，我更清楚了解到珍妮佛也有情緒上的問題。她說自己從青少年時期就患有焦慮症，有時伴隨著恐慌症發作，憂鬱症也會反覆發作。

珍妮佛已經看過好幾位專科醫師，包括兩位腸胃科醫師與一位精神科醫師，也接受了一連串的例行診斷檢測，包括上下消化道的內視鏡檢查和腹部的斷層掃描，都沒有檢查出任何異狀。「我最後看的兩位醫師告訴我，我沒有什麼嚴重的毛病。他們暗指這一切都是我想像出來的。」她說。

珍妮佛的醫師為她這些無法解釋的腸腦症狀開處了典型的雞尾酒藥物：抗憂鬱藥舒憂和抑酸劑 Prilosec。但他們也告訴她，她必須學會與這些症狀和平共處，他們無能為力。「我幾乎完全失去了對醫學界的信心。」她告訴我。

醫師常花很多時間詢問患者排便習慣的相關細節、檢查血壓和膽固醇指數，而不去問與患者早年生活經歷相關的風險因素。但最近一項隨機選取近五萬四千名美國民眾的研究發現，曾經歷負面事件的兒童或青少年，成年後健康狀況不佳、心臟病、中風、氣喘與糖尿病的風險較高。研究對象在十八歲以前所經歷的負面經驗次數愈多，這種成年後負面健康狀態的風險也會攀升。大型健康維護組織分析早期的健康紀錄，並針對負面童年經驗進行研究，也得到類似的發現：這些人在成年後酗酒、憂鬱與毒品濫用的風險，增加四到十二倍，自我評估的健康狀態則低二至四倍。兩項研究中使用的問卷，亦即負面童年經驗問卷，都詢問了研究對象童年時所經歷的創傷事件，例如性虐待、肢體或情緒上的虐待等；以及與父母相關、一般性的家庭功能失常。大多數問題探究的是研究對象是否有家庭穩定性受到破壞，且主要照顧者與孩子之間養育互動受到波及的情況。此外，針對眾所周知的「貧窮與健康狀況較差有關」，其他研究也顯示，其主要原因與低社經地位的長期壓力對健康的影響有關。

各種創傷或不穩定的養育過程跟負面的健康狀態有關，雖然這一聽就覺得有道理，但科學界在過去三十年間，才揭開這種關聯性背後的生理機制，並隨之打開一扇窗，讓我們得以逆轉早年生活帶來的有害影響。這些科學見解不僅令人驚歎，而且對我們的健康具有深遠的影響。如果有更多醫師意識到這種關聯，並且願意花一點時間詢問病患的童年經驗，可能會發現重要的風險因素，甚至想出更有效的整合治療計畫來協助病患。

在與珍妮佛的諮詢過程中，我問她為什麼醫師幾年前開處抗憂鬱藥物舒憂給她。我們聊到她的憂鬱症與焦慮症。「這跟我的胃痛沒關係。」她堅稱。我並未試圖改變她對這個敏感問題的觀點，但仍持續溫和的探問那些可能與她長期消化和心理症狀有關的因素。

「妳覺得自己的童年快樂嗎？」我問她。這個問題奇蹟般地開啟了沉重的人生故事。珍妮佛還在母親肚子裡時，她的外祖母被診斷出罹患乳癌，這個危機事件讓懷孕的母親心情十分悲痛。年幼時，珍妮佛目睹父母多年爭吵不斷，然後在她八歲時難堪的離了婚。珍妮佛不是家中唯一受到憂鬱與腸胃症狀折磨的人。她的母親與祖母終身飽受憂鬱症與焦慮症反覆發作之苦，她記得她們經常抱怨自己的胃部問題。珍妮佛的病史透露了她腦部與腸胃症狀的可能起源，也給了我能夠協助她的信心。

珍妮佛和許多病患一樣，從未想過自己各種身體與情緒症狀可能彼此相關，或者可能跟她充滿壓力的早年經驗有關，也沒想過這些經驗已把她的大腦、腸道與腸道菌的互動設定成不健康的模式。但愈來愈多的科學研究顯示，我們早該把這種觀點納入現代醫療中。

預設為壓力狀態

二〇〇二年春季，美國亞歷桑納州塞多納（Sedona）一場小型科學研討會上，兩位醫師分別提出了壓力相關疾病的成因，他們立場堅定，但意見相左。我與埃默里大學（Emory University）著名的精神病學家查爾斯・尼梅洛夫（Charles Nemeroff）共同籌辦了這場研討會，目的是探討早年生活創傷對一系列慢性醫學與精神疾病的影響。塞多納坐落於美得驚人的紅岩荒野間，這個與世隔絕的地理環境，幫忙吸引了北美各地的卓越研究人員與醫師前來與會。

研討會的第二天，由著名的加拿大精神分析師暨消化外科醫師吉斯蘭・戴夫羅德（Ghislain Devroede）主講。戴夫羅德專門治療童年時曾遭受性虐待的病患，他以精神分析讓他們壓抑的痛苦和恥辱得以浮現。他表示，如果不經過這種治療，被壓抑的情緒會埋藏在體內，造成生理症狀。他分享了一些治療過的病患故事，這些病患接受精神分析、面對了自己痛苦的過去之後，骨盆疼痛與慢性便祕等腸道疾病症狀都一一消失了。

但另一位醫師尼梅洛夫是以研究重大精神疾病的生理基礎而聞名，他並不同意戴夫羅德的說法。他提出質疑：「就我們所知，精神分析對於治療早期創傷的心理與生理後果成效不彰。」氣氛變得有些緊繃。尼梅洛夫聲稱，沒有任何精神分析可以逆轉病患早年遭受虐待後在大腦留下的痕跡。我們邀請的大多數與會人士都同意這一點。要幫助病患康復，我們不再需要考慮佛洛伊德那些關於早年性慾或精神官能症的模糊觀點了。

因為，科學研究讓我們改觀了。現在有充分證據顯示，早年生活的壓力經驗，包括主要照顧者與孩子間不良的互動，可能在孩子的大腦留下持久的痕跡。我們對各地區人口進行的廣泛調查，也從中得知，這些變化可能導致憂鬱症或焦慮症等對壓力高度敏感的疾病，還可能跟腸躁症等腸胃道疼痛症候群有關。但目前，問卷資料與心理理論仍不足以幫助受影響的患者。為了開發出逆轉病患早年設定的新療法，我們需要知道，最初的生活經驗如何改變了大腦的特定神經迴路，這些迴路是我們回應各種壓力狀況的基礎，而我們僅能透過針對動物早年負面生活經驗所做的基礎研究，來獲得相關知識。

一九八〇年代時，精神病學研究人員了解到，壓力對於老鼠或猴子等動物產生的生理效應跟人類一致，這使得我們的理解出現突破性的進展。當時這些動物研究的主軸是母親與後代之間的互動會有什麼影響。相對於言語、情緒虐待或婚姻不睦等獨特的人類行為，動物母子間的互動比較容易在實驗室中模擬。

舉例來說，囓齒動物跟人一樣有不同的性情：有些個性膽怯，有些喜好社交；有些是無畏的探險家，有些則喜歡待在住處附近。即使是基因完全相同的母鼠，有些就是比較善於養育後代。撫育型的母鼠會寵愛其幼鼠，以高高拱起背部的姿勢伏在幼鼠身上，雙腿向外張開，讓幼鼠能轉換乳頭吸吮。她也花很多時間舔舐牠們、為牠們理毛。比較漫不經心的母鼠則會懶散地側躺著，或者躺在幼鼠上方，讓幼鼠掙扎著吸奶。這使得幼鼠無法轉換乳頭吸吮或扭動，而轉換乳頭吸吮或扭動對幼鼠都是有益的活動。

一九八〇年代晚期展開了一項指標性實驗，加拿大蒙特婁麥基爾大學（McGill University）的神經科學家麥克・密尼（Michael Meaney）著手研究，母鼠和幼鼠的互動對往後幼鼠的生活會產生什麼影響。他的研究團隊針對基因完全一致的母鼠，錄下並分析母鼠對自己寶寶的行為。接著研究人員等幼鼠長大，同時觀察撫育型母鼠的後代相較於壓力型母鼠的後代，各自有怎樣的表現。

受呵護長大的幼鼠，成鼠後較為放鬆、對壓力反應較少，較不容易產生成癮行為，例如過量使用無限供應的酒精或古柯鹼。牠們社交性較強、更大膽，也比較願意探索新地方。壓力緊繃且對幼鼠照顧較疏忽的母鼠的後代，則成長為獨來獨往的成鼠，容易出現焦慮、憂鬱與成癮行為。母猴與其寶寶的研究也得到相似的結果。行為不一致、情緒不穩定，有時態度輕蔑的母猴照顧下的獼猴寶寶，長大後較為怯懦、順從、恐懼、不合群，比受到較佳撫育方式的獼猴寶寶更容易有憂鬱傾向。我們對於童年經驗如何影響健康和腸腦對話的理解，相關的典範轉移就是從這些研究開始的。

在另一項動物研究中，埃默里大學的神經科學家保羅・普洛斯基（Paul Plotsky）和麥克・密尼研究了天生善於撫育或天生較為疏忽的母鼠照顧下的幼鼠。幼鼠長大後，研究人員把牠們放進大小僅能容身的小隔間，限制牠們的活動數分鐘，藉此給予壓力。得到較佳撫育的老鼠體內的壓力荷爾蒙（皮質酮〔corticosterone〕，相當於人類的皮質醇）指數較低。牠們的血液和大腦會出現荷爾蒙變化，讓身體的壓力反應不致於失控。研究結果發現，受到舔舐與擁抱的幼鼠會分泌好幾種荷爾蒙，包括幼時大腦發育不可或缺的成長荷爾蒙。

同時，大量累積的科學證據也證實，母親承受的壓力程度與孩子的神經系統往後對壓力的反應方式有密切的關係。專為引發動物母親壓力，進而影響其撫育幼兒行為所設計的各種實驗室情境中，研究人員發現，壓力引發的母親行為變化，將使其後代的大腦對壓力情境變得較為敏感，成年後比較焦慮。無論最初的刺激源為何，或研究對象是什麼動物，結果都很類似。母親承受的壓力愈沉重，照顧幼兒的行為就變得愈糟糕，曾經很照顧幼兒的母親甚至可能因此成為疏忽的母親。壓力緊繃的動物母親不僅會踩踏自己的幼兒，不給牠們足夠的時間吸奶，也較少舔舐和摟抱牠們。有些母親壓力緊繃到殺死自己的幼兒，甚至吃掉牠們！

一再觀察到母親壓力會對孩子行為造成負面影響，著實令人吃驚，但更值得注意的是，研究人員對這些行為變化背後生理機制的認識。針對受影響的老鼠大腦所做的研究，顯示出劇烈的結構與分子變化。全腦迴路和連結因為母親的行為而出現了不同發育，跟這些連結相關的幾個神經傳導系統也受到改變。受忽視的動物會產生更多壓力分子CRF，調節壓力反應的系統則較無效率，包括涉及神經傳導物質γ—胺基丁酸（gamma-aminobutyric acid，GABA），以及其受體的訊息傳遞迴路。因為有了這些變化，即使牠們服用跟煩寧（Valium）一樣強效的抗焦慮藥物，也無法減輕壓力。

研究指出，高達四十%的健康人士表示自己曾經歷早年的負面經驗，而腸躁症患者更有高達六十%表示有這類經驗。每天看診時，我都會接觸到表示自己曾有早年負面生活經驗的患者，因此我過去二十年來的研究，一直聚焦在深入理解改變後的腸腦互動與早年生活負面經驗的關係。

早年壓力與過敏型腸道

在母鼠養育方式可改寫幼鼠大腦設定的第一批研究發表後，我受邀參加美國神經心理藥理學學院（American College of Neuropsychopharmacology）舉辦的研討會。當時來自北美各地專精生物精神醫學的精神科醫師匯聚一堂。我很榮幸獲得邀請，並參加了其中一場關於壓力機制的小型座談會，我在那裡第一次見到了埃默里大學的神經科學家保羅・普洛斯基。聽了他談論母鼠感受的壓力，以及這如何改變幼鼠生理機制與行為的研究後，我不禁立刻思考起他研究結果的應用方式，還有更重要的是，可以如何對我的慢性腸胃道疾病患者帶來福音。

研討會過後不久，我飛往亞特蘭大跟他討論我們可能的合作方式。那晚的亞特蘭大下著雨，天氣悶熱，我們在餐廳吃晚餐，後來轉往他家小酌。保羅和我聊了好幾個小時，談論著他的研究不僅對壓力相關的腸道疾病很有意義，對整體的身心科學也一樣重要。我提到我患者的腸道疾病、疼痛與其他心理症狀。「你說的就是我，這些症狀我統統都有。」他開玩笑地說。我談到自己的疑惑，我想知道患者的症狀是否可能肇因於他們腸腦軸線的童年設定，於是我決定在保羅的實驗室裡花一些時間來探索這個論點。

我計畫這些實驗的時候，心裡想的就是珍妮佛這類的腸躁症患者。我們當時已經知道，不幸的童年遭遇容易使成人產生焦慮、恐慌發作和憂鬱，但是除了幾個把腸躁症症狀與曾遭受性虐待經驗互相連結的報告外，沒人知道這類遭遇是否會造成腸胃道疼痛，並改變排便習慣，而且我們完全不清楚，腸道菌的變化是否也在這些過程中摻了一腳。

正如保羅．普洛斯基先前所做的實驗一樣，當我們把母鼠和剛出生幾週的幼鼠一天分開三小時，藉此給母鼠帶來壓力時，幼鼠後來出現了許多類似腸躁症的症狀。對腸躁症病患來說，正常的腸道活動可能造成他們產生腹痛、痙攣和可見的胃脹氣——這些症狀主要都源於腸道過敏與過度反應。大多數患者焦慮程度偏高，也有不少患者有焦慮症或憂鬱症的狀況。這些動物同樣呈現較為焦慮的狀態，牠們的腸道變得較敏感，而且在壓力下會排出小糞便丸，相當於鼠類的腹瀉。任何曾在大型簡報或面試前跑廁所的人都了解這種感覺，但腸躁症患者跟我們實驗中的老鼠則隨時飽受這種壓力引發的症狀所苦。

我們知道，CRF這種化學物質是大腦內的總開關，它會因早年壓力而增加；而一種能阻斷CRF作用的化學物質，則能夠驚人地消除所有症狀：壓力引發的相關行為、腸道過敏、壓力引發的腹瀉等。就算這類藥物有一天真的能治療腸躁症，以及對壓力高度敏感而造成的各種疾病，但迄今，針對腸腦軸線的CRF訊息傳遞系統，開發安全有效藥物的計畫卻都不幸宣告失敗了。許多投入這些計畫的科學家，包括我自己的實驗室在內，都一直竭力想了解失敗的原因。人類的情況是否比我們原先設想的要複雜呢？基礎科學家一向急於根據齧齒動物的實驗，對可能的新藥物療法做出立即的結論，但其實人類的大腦不僅比齧齒動物要大上許多，而且人腦內的迴路和區域可能在老鼠的大腦中並不發達，或者根本就不存在，例如人類的前額葉皮質區或前腦島（anterior insula）。因此，我很早就決定，如果我們想確定科學家對動物的突破性觀察跟人類的相關程度為何，好更加了解人類的醫療症狀，就必須直接檢視經歷過早年負面經驗的人類大腦。

我們以此為前提，利用神經成像（neuroimaging）技術直接觀察研究對象的大腦。透過這種技術，我們看到一百位十八歲前曾經歷過被忽視、口語或情緒或肢體虐待、父母患重病、死亡，或父母離婚、家庭嚴重失和的健康成年人之大腦成像。我很驚訝的發現，即使是未出現任何焦慮、憂鬱、腸道功能失常症狀的健康成人，腦部掃描結果也顯示其大腦結構受到改變，而且大腦網絡中專門負責評估情況危險性，或者評估某一身體感覺代表什麼意涵的區域，裡頭的神經活動也改變了。這套所謂的突顯系統（salience system）對於人類預測情況會是正面或負面的結果有重要的作用，也是我們做直覺判斷時不可或缺的一部分。就幾個層面來說，這些發現非常了不起。我們第一次在人類身上證明，大腦會受到早年負面事件影響而重新設定，而且這種設定可能持續終身。由於我們是在完全健康的人士腦中看到這些變化，所以我們也得知，這類改變不必然引發特定的健康問題。雖然這些人比較容易感到擔心及焦慮，傾向規避風險，但可能永遠都不會產生折磨珍妮佛的腸胃問題。有沒有可能這些大腦網絡的變化只是使我們比較容易產生各種對壓力高度敏感的疾病（例如腸躁症）？我們的研究顯示，腸躁症患者的大腦網絡變化影響了他們，使其對精神壓力及餐後消化道的正常訊息產生過度反應。

壓力效應如何代代相傳

那次塞多納研討會上，其中一位講者是紐約西奈山伊坎醫學院（Icahn School of Medicine）著名的神經科學家瑞秋．伊胡達（Rachel Yehuda）。她談到自己突破性的發現：

大屠殺倖存者的成年後代不曾親身經歷創傷經驗，卻有較高的風險出現憂鬱症、焦慮症、創傷後壓力症候群等精神障礙。此後，又有另外幾項研究發現類似壓力與負面經驗的「跨代傳遞」，包括在九一一事件中，必須撤離世貿中心的那些人的後代，或第二次世界大戰期間，荷蘭大飢荒受害者的後代。這些孩童雖然有經歷過巨大創傷的父母，但自己明明是在安全與備受支持的環境下長大成人，為什麼還會有較高的風險，發展出通常只會出現在親身經歷這類創傷的人身上的行為變化呢？

在麥克．密尼的老鼠研究中，壓力緊繃、忽視孩子的母鼠，其女兒未來成為母鼠後，對自己的孩子也沒有表現出比較好的育兒行為。他的研究發現，這種效應會持續好幾代。這顯示，母鼠經歷的壓力及壓力對其育兒行為的影響，會以某種方式傳遞給牠們的後代。

問題是，這是怎麼辦到的？密尼和麥基爾大學的分子生物學家莫歇．史濟夫（Moshe Szyf）耗時數年，進行精心設計的實驗室檢測工作，想解開這個謎團，而結果徹底顛覆了生物學。他們發現，母鼠與幼鼠互動的特定行為（例如背部拱起餵奶或舔舐）能夠以化學的方式改變新生幼鼠的基因。受忽視幼鼠細胞內的酶，會在DNA加上一種稱為「甲基」的化學標記。這種遺傳模式稱為「表觀遺傳」（epigenetic），這個字的前綴詞 epi 源於古希臘文，意思是「在…之上」，而這種化學標記就位於DNA上。表觀遺傳跟常態遺傳模式不同，因為標記的基因仍然帶有相同的訊息，也會產生相同的蛋白質，只是當它被標記的時候，就很難正常表現。

這是另一種看待構成基礎生物學的方式：如果人類基因組——我們所有基因的集合——是本生命之書，那麼大腦細胞、肝臟細胞、心臟細胞就是分別在閱讀這本書的不同章節。表觀遺傳的標記則是書籤和重點提示，告訴腦細胞去閱讀書中的某段，要肝臟或心臟細胞去閱讀另一段。

對後代養育方式欠佳，只會改變一些書籤和重點提示。但有些被標記的基因改變了大腦的訊息傳遞，使得成年後的雌鼠自己也變成了糟糕的母親。這使得牠們的幼鼠再次標記自己的基因，一再循環。我們現在知道，基因這種表觀遺傳的編輯動作，不僅影響了決定我們大腦如何發育的細胞和機制，還會影響我們攜帶基因訊息傳遞給孩子的生殖細胞或配子（gametes）。這個表觀遺傳學的發現，讓長久以來先天或後天對於壓力相關疾病影響程度的爭論，終於畫下句點。表觀遺傳學衝擊了現代生物學家所有對於遺傳的認知。

記得珍妮佛的母親和祖母都跟她有非常雷同的症狀嗎？她們都有憂鬱、焦慮和腹痛的狀況。多數醫師會把這點視為珍妮佛家族中有這些疾病遺傳基因的證據。為了判斷遺傳對腸躁症的影響，美國華盛頓州西雅圖大學（University of Seattle）的羅娜・里維（Rona

Levy）研究了將近一萬兩千對雙胞胎，她質疑上述的解釋過於簡單。果不其然，同卵雙胞胎都有腸躁症症狀的機率，比異卵雙胞胎高。這項研究證實了，基因確實對腸躁症的發生有重要的影響。不過里維也發現，父母本身被診斷患有腸躁症，做為孩子是否罹患腸躁症的預測指標，比有腸躁症的雙胞胎手足做為預測指標來得準確。這意謂著，在臨床診斷病症的跨代傳遞上，基因以外的機制具有更重大的影響力。雖然這項研究可能有其他的解讀方式（例如，受社交學習的影響），但要解釋腸躁症這類對壓力高度敏感的疾病為何常有家族病史，表觀遺傳機制很可能有重要的作用。

表觀遺傳學不僅質疑了「後天習得的特性無法由基因傳遞」的主流學理，也顛覆了精神病學的教條。一個世紀以來，精神病學家都認為，大腦的潛意識裡埋藏著母親與孩子間早年的創傷、隱藏的慾望，與未解決的問題。根據精神分析理論，這些未解決的議題可能引發成年的心理問題，以及珍妮佛所罹患的腸躁症等壓力相關疾病。

我們現在知道，佛洛伊德的許多觀點都不盡正確。科學明確證實了，早年經歷的負面經驗，包括父母的養育方式欠佳，可能把大腦設定成高度敏感，這種設定可以跨代相傳，使之容易罹患各種腦部疾病。

你孩子的腸腦軸線壓力緊繃嗎？

如果你就讀小學的女兒焦慮不安，青少年期的兒子在各種小考與期末考的壓力下，以吸食大麻來平穩自己的情緒，最後必須使用興奮劑類藥物來緩解他注意力不足過動症的症狀，或者如果你的孩子飽受腸躁症之苦，這都是因為你在他們幼兒時期沒做好養育的工作嗎？放心，答案絕對是否定的。正如母鼠以拱背哺乳、舔舐、理毛等行為來促進幼鼠健康的大腦發育，人類女性也會透過哺乳、觸摸與其他肢體形式來養育新生兒。

然而，人類大腦遠比老鼠要複雜得多。非常成功快樂的人士當中，有很多都是由壓力緊繃、苦撐家中生計的單親媽媽帶大的，也有很多是成功克服極為艱難的早年困境的人。以人類而言，有許多因素可保護我們不受早年生活壓力的負面影響，包括基因因素、早年發育的緩衝效應等。負責在家照顧孩子的父親、祖父母、哥哥姊姊、細心照顧的保母，都有助於創造支持而穩定的家庭環境，協助孩子克服早年負面經驗的效應。而且請記得，在人類身上，壓力系統的發展，有長達二十年的時間可受外界影響。

即使這類的緩衝因素不存在，身為人類，我們仍有許多工具，可用來扭轉早年壓力與創傷的某些程式設定，這是老鼠與其他動物做不到的。例如，認知行為治療、催眠、冥想等心理治療，都被證實能改變我們評估情況與身體知覺的方式。這些治療型態不只治療心理層面，也能夠使大腦皮質層對於產生情緒與壓力的迴路有更強的控制。我們現在已經知道，這類治療主要透過強化我們大腦的前額葉皮質區，來改變與注意力、情緒反應、突顯性評估相關的大腦網絡結構及功能。

壓力下的腸道菌相

截至這裡，我們大部分的討論，都是早年生活經驗造成的大腦迴路設定。就一些弱勢的個體而言，在二十歲之前，穩定與關愛的環境受到干擾，可能改變成年後的大腦與行為發展，這點是無庸置疑的。這些改變可以被理解為，我們神經系統的早期設定反映了我們與世界最早的負面互動。而且我們不該忘記，高度反應的壓力系統對於出生在危險環境中的個體而言，可能是有好處的。但終生受到腸躁症這個演化間無意產生的「副作用」折磨，對我們有好處嗎？設定成這種狀態的腸腦軸線，又會如何影響我們與腸道中數兆微生物的互動呢？

我們對於早年負面經驗、腸腦交叉對談的改變、腸道菌相在這些交互作用中的角色，已有更多的了解。我們愈來愈清楚，早年的生活壓力不僅影響大腦與腸道，對腸道菌相也有顯著的影響。

研究顯示，青春期的恆河猴第一次離開母親時，會產生分離焦慮與腹瀉——就像許多離家上大學的青少年一樣。腹瀉是因為壓力造成腸道更用力收縮，使整個腸道更快速的推進吃下肚的食物。此外，壓力會增加各種消化液分泌進入腸道。這些壓力引發的腸道功能變化，對於腸道菌叢的生活環境產生劇烈影響。於是，糞大腸菌數量大幅減少，其中又以保護腸道的菌種乳桿菌（lactobacilli）下降最多。致病的微生物（如志賀氏菌〔Shigella〕或大腸桿菌）則受到激勵，開啟了腸道發炎的大門。去甲腎上腺素這種壓力荷爾蒙，使得這些入侵者更具侵略性，也更加難纏。然而，在猴子的實驗中，壓力效應只是短暫的。在第一週結束前，這些年輕的猴子適應了初獲的獨立後，腸道的乳桿菌就恢復到正常水準。既然腸道菌叢的影響是短暫的，那麼這件事很重要嗎？這些短暫的菌群變化對我們的大腦有沒有任何影響？

在加拿大安大略省漢密爾頓市麥克馬斯特大學（McMaster University），普密索・柏西克（Premysl Bercik）的研究小組最近進行了一項研究，他們在同樣的動物模式中，證實我們早期的研究結果：母親的不良養育方式會提高腸道對壓力的反應，這現象與大腦壓力迴路的變化相符。但請記得，未受到母親妥善照顧的動物也會出現其他變化，例如焦慮與類憂鬱行為。柏西克的研究小組首次確認了，在這些行為變化的發展過程中，腸道菌叢所扮演的特殊角色，也就是，母親不良的養育行為所造成的後遺症中，腸道菌叢與其代謝物的變化影響所及的，只有這些「心理」層面的問題；而腸道反應強度的變化，則與動物對壓力的反應程度提高有關。這些驚人的發現如果也能在人類身上獲得證實，不只將使我們更了解，腸道菌叢如何造成壓力相關的精神疾病，還可應用於治療珍妮佛，以及有對壓力高度敏感的疾病和早年負面經歷的病患。運用飲食療法與益菌生（prebiotics）、益生菌來調節腸道菌叢，從而逆轉改變後的腸道菌對大腦的某些影響，或許不失為整合治療計畫中的一項重要工具。

源於子宮的壓力

我們很久以前就知道，懷孕婦女的壓力大可能危害寶寶未來的健康。母親承受高度壓力的嬰兒發育較慢，出生時體重較輕，而且較易受到感染。然而，直到不久前，母親的壓力對後代的行為和其大腦發育到底有哪些潛在負面影響，其實我們所知不多。

兩方面的證據都把壓力造成的某些影響，歸咎於我們微生物夥伴的變化。首先，猴子實驗顯示母親的壓力會改變腸道菌叢。威斯康辛大學麥迪遜分校（University of Wisconsin-Madison）的神經生物學家克里斯．科恩（Chris Coe）讓懷孕的恆河猴暴露在斷斷續續的驚人噪音中，週一到週五每天十分鐘，持續六週。這種環境對母猴造成的壓力，就跟大城市的懷孕婦女受到交通、噪音，或產前幾天仍持續工作的壓力差不多。令人驚訝的是，緊張的母猴生下的新生兒，其腸道好菌——乳桿菌和雙歧桿菌（bifidobacteria，又稱比菲德氏菌）——遠比母猴能安靜度日的新生兒要少上許多。

起初，我們不清楚母親的壓力如何改變新生兒的腸道菌叢，因為未出生的寶寶腸道基本上沒什麼微生物。但現在我們知道，壓力可以改變母親的陰道微生物叢，然後進一步對新生兒的腸道菌產生重大影響。賓州大學（University of Pennsylvania）的神經科學家崔西．貝爾（Tracy Bale）和她的團隊把懷孕母鼠暴露於各種不舒服的情況中，包括讓牠們聞到久久不散的狐狸氣味，藉此對母鼠造成壓力。貝爾的實驗室先前曾指出，相同的產前壓力模式，使得雄性幼鼠的情緒和大腦壓力調節網絡，出現重大的神經發育變化。

我們本來就知道，壓力會影響動物的腸道菌叢；除此之外，研究人員還發現，壓力下的母親陰道菌相也會出現重大變化，尤其是乳桿菌減少。壓力引發的陰道乳桿菌減少，可能改變陰道環境的酸鹼值，並使婦女易於受到陰道感染，這不是什麼新發現。但這些壓力對陰道菌相的影響，到底為什麼會對幼小動物的大腦發育和行為如此重要呢？

因為最早在嬰兒腸道內播種的就是母親的陰道菌，所以這些母鼠生出的寶寶，其腸道乳桿菌較少，跟壓力下的母猴生下的小猴腸道乳桿菌較少是一樣的情形。此時是寶寶腸道菌相與大腦迴路的複雜結構，發展出終生設定的關鍵時期，這種壓力效應發生在此時，特別令人憂心。

但母鼠的壓力不僅會影響幼鼠的腸道菌，更會影響牠們的大腦！貝爾的團隊分析了老鼠寶寶的腸道菌叢所製造的混合分子，發現負責供應能量給老鼠的分子發生了變化，而這些能量是老鼠寶寶的大腦亟需攝取的。另外，可協助快速發育的大腦成長，並建立特定腦部區域新連結的胺基酸，也出現供應不足的現象。

這些實驗室研究，對於今日懷孕或身為人母的女性有什麼啟示呢？許多成人的大腦障礙，包括焦慮症、憂鬱症、精神分裂症、自閉症，很可能還有腸躁症，現在都被視為神經發育性疾病，意思是，根本性的大腦變化在人生非常早期就已經開始，許多甚至在子宮時期就已發生。如同我們所學到的，壓力是影響這些神經發育變化的主要因素，而且早年負面經驗至少以兩種管道影響腸腦軸線：一是壓力反應系統與腸腦軸線的表觀遺傳修飾作用（epigenetic modification），二則是壓力引發腸道菌與其產物發生變化，並進一步影響大腦。這意謂著，如果我們想對這些毀滅性疾病的發展與軌跡有重大且持久的影響，在人生很早期的階段就必須介入。一旦成年病患帶著完全發作的症候群前來就診，多數治療都只能針對症狀下手，而且效果短暫，較難成功獲得持久的治療成果。但我們很快就會在珍妮佛的案例中看到，科學發展使我們對疾病產生了新認識，因而為成年病患開啟了更具效果的新療法。

健康之始

在我展開研究生涯的多年前，曾親眼目睹一個驚人的事件，它至今仍深深影響我對我們微生物夥伴的想法。在大學的寒假期間，我很榮幸隨同一位紀錄片導演前往巴西與委內瑞拉雨林深處的奧利諾科河（Orinoco River）上游，拍攝居住在那裡的亞諾馬米族人（Yanomami）。在一個月光皎潔的晚上，我躺在接待我的亞諾馬米家庭附近一張吊床上，聽著叢林傳來的陣陣聲響而遲遲無法入眠。我站起身來，聽到附近發出一陣聲音，於是邁開步伐走進周圍的森林中。在那裡，我看到一名十五歲的當地女性，她獨自一人蹲在地面的一片大香蕉葉上，近乎完全安靜地生產著。生出寶寶後，她用一個尖銳物品劃開了臍帶。

這是一個孩子自然誕生的過程，沒有任何協助或醫療干預，安靜得似乎整個村莊都沒人注意到這件事。這種生產條件，跟我在接受醫療訓練時接觸的現代醫院生產天差地遠：沒有無菌的醫院環境、沒有婦產科醫師以消毒劑清潔母親陰道的細菌。這個亞諾馬米族的新生兒不僅接觸到母親的陰道菌相，還有她未清洗及消毒的雙手上的微生物，以及香蕉葉與土壤上的所有微生物。但接下來的幾週內，這個被父母抱在懷裡的新生兒看來健康極了。

西方世界的生產過程，當然跟這種自然的方式很不一樣，我們的醫療傳統根深蒂固。進入二十世紀之際，法國小兒科醫師亨利．德席爾（Henry Tissier）提出人類嬰兒是在無菌環境中發育的說法，他認為人類最早接觸到的微生物，是出生時所接觸到的母親陰道菌叢。醫學界一百多年來一直以此為教條，但今天我們有充分的理由提出質疑。

根據近來的研究，即使是健康懷孕的狀態，母親腸道的細菌——多數是益菌——也會出現在臍帶血、羊水、胎糞與胎盤中。隨著分娩的時間愈來愈近，陰道裡的菌種多樣性會減少，乳桿菌（通常會在小腸裡發現）在陰道中變得較為普遍。自然產的寶寶在生產過程中，會接觸到母親的陰道菌叢，包括這類的乳桿菌種，而這些菌種就成為定殖（colonize）在嬰兒腸道的菌群的主要來源。透過這種方式，你母親獨特的陰道菌組合，就成了你形成自己獨特（且終生的）腸道菌模式的基礎。來自母親的菌，也提供了新生兒代謝機制的關鍵要素，賦予寶寶消化母乳中乳糖與特殊碳水化合物的能力。

既然陰道菌能給新生兒的腸道一個健康的開始，科學家如今正在研究，剖腹產是否可能對新生兒未來的大腦健康有害。令人驚訝的是，即使我們目前根本還不懂，「繞過」正常陰道調節的腸道菌相設定，會對大腦發育造成怎樣的長期影響，在巴西和義大利等國，剖腹產的嬰兒比例居然超過以自然產的嬰兒。目前為止，我們僅知道，剖腹產出生的嬰兒腸道，並非由母親的陰道菌定殖，而是由來自母親皮膚、助產士、醫師護士，以及婦產科產房其他新生兒身上的菌群定殖。而且比起自然產的嬰兒，重要的益菌如雙歧桿菌等，需要更長的時間才能定殖在剖腹產嬰兒的腸道中。我們也知道，困難梭狀芽孢桿菌這種危險的腸道菌，比較容易在剖腹產嬰兒的腸道中過度生長。而且剖腹產的嬰兒長大後肥胖的機率較高。科學家懷疑，剖腹產也可能使孩子更易於發生腸腦變化，並且罹患自閉症等嚴重的大腦疾病。目前有幾個進行中的研究正在試圖找出確切答案。最後，我們從馬丁・布雷瑟的團隊在老鼠身上進行的指標性研究得知，早年生活中，低劑量抗生素對腸道菌叢的短暫干擾，可能具有長期的影響力，使成鼠較容易受高脂飲食所害而導致肥胖。

為生存而適應

演化的最高指導原則之一是物種的存活，大自然早已設定好，每個物種都得想辦法生存下來。這就是我們和我們的動物祖先賴以生存了數百萬年的方式。筆者在本章介紹了，早年的生活壓力如何影響動物與人類大腦和行為的數種機制，而且把重點放在，壓力環境及受到壓力的母親如何造成嬰兒大腦的持久變化，對此我們知道的可是愈來愈多了。這些變化透過不同的生理路徑和機制，設定了孩子面對危險世界的壓力反應系統。母親藉由與孩子的互動，修改了嬰兒大腦中的突顯系統，使得嬰兒在長大成人後，腸道感覺傾向於隨時預備好要對抗世界的各種可能危險。母親會改變自己的陰道菌，藉此改變嬰兒的腸道菌相。母親也會以一種名為「甲基」的化學物質標記關鍵的壓力反應基因，因此產生可能維持數代的表觀遺傳變化。

為什麼演化會發展出一套讓我們不健康又不快樂的系統呢？如果充滿智慧的大自然針對某目的設計出好幾套策略，而這些策略又可在許多物種（包括人類）身上看見，那麼它們的存在一定有充分的理由。

科學研究都指向同一個原因。當母親察覺到危險時，這些策略就會向她的寶寶灌輸強化的奮戰或逃跑反應，以及傾向更謹慎、較不激進與不活潑的行為。母親已在自己不知情的情況下，為孩子做好準備以面對一個被母親視為危險的世界。

當我們必須跟祖先一樣躲避獅子的攻擊，或在鬥毆中擊敗對手時，這套系統可能幫得上忙。雖然這個假設沒有科學數據佐證，但這套系統甚至可能協助今日數百萬不得不面對戰爭、飢荒、自然災害，或在惡劣社區長大的不幸人士變得更為堅忍，更適於處理不利自己的生活條件。

但處於相對安全的工業化社會的我們，卻必須為這些與生俱來的古老生理設定付出極大的代價。正如我們所見，過度活躍的奮戰或逃跑系統中，持續過高的壓力荷爾蒙在體內不斷循環，可能造成嚴重的心理疾病，包括焦慮症、恐慌症和憂鬱症，以及因對壓力高度敏感而引發的各種可怕生理疾病，如肥胖、代謝症候群、心臟病和中風。最後，跟這種設定相關的腸腦軸線過度反應，也可能會引起腸躁症與慢性腹痛等慢性腸胃疾病。

我們還不清楚，懷孕婦女需不需要擔心自己必須應付通勤交通、專案期限將屆、財務問題，或一直到生產幾前天還持續工作。我們也不清楚，改變陰道菌相的行為，如產前或生產中抗菌劑的使用、剖腹產、年輕媽媽的飲食與壓力等，會危害孩子的健康到怎樣的程度。我們不知道，人類大幅改變了嬰兒的早年生活，這是否能解釋過去半個世紀以來自閉症、肥胖症，與其他疾病的大量興起。然而，我們很清楚，懷孕期間某些類型的壓力，以及孩子成長時來自家庭的痛苦，對孩子的大腦發育有害，並有極高的風險會永久改變他們腸腦菌軸的結構。我強烈認為，在產前與產後期間，因為可避免的壓力、非陰道分娩、不必要的抗生素使用，或不健康的飲食習慣，干擾了嬰兒腸道菌相的正常設定，可能為未來的腸腦相關疾病埋下禍根。而且孩子的腸腦軸線變化可能要一直到較晚期、無法回復時，才會露出端倪。了解這些關聯與基本的生理機制只是第一步，比較困難的通常是接下來實際採取行動，降低這些不健康的影響。然而，堅持健康的飲食、懷孕期間練習簡單的減壓技巧、提高警覺避免使用不必要的抗生素，是多數母親可以考慮的做法。

腸腦疾病的新療法

我們現在已經知道，從胎兒還在母親子宮內開始，母親所感受到的壓力就會改變孩子對壓力、腸道疾病、焦慮症與憂鬱症的易感性（susceptibility）。不僅母親的行為會影響這種早年的設定，我們還知道，任何對孩子的身心健康產生重大威脅的事件，都可能改變孩子在同樣狀況下的易感性。

所有的這些發現都有助於我們了解珍妮佛健康問題的根源。請記得，她還在母親子宮裡時，外祖母被診斷出罹患乳癌，使得她懷孕的母親感到無比悲傷和焦慮。當幼年的珍妮佛需要一個關愛自己的家庭環境時，她的父母激烈爭吵。父母在她八歲時離了婚。許多腸躁症患者都表示自己早年經歷了生活壓力，而珍妮佛無疑也是如此。這種壓力很可能提高了她成年時出現焦慮症、憂鬱症與腸胃道症狀的機率。她的母親和祖母都罹患類似的壓力敏感症候群，更進一步提高了她出現這些症狀的可能性——一般推測是透過遺傳或表觀遺傳機制，或兩者皆有。

這些日子以來，當我遇到珍妮佛這類有慢性壓力相關症狀（如焦慮症或腸躁症）的患者時，我提出的醫療建議都會以本章所討論的腸腦互動科學為基礎，這個領域目前仍在持續發展中。「你的早年經驗幾乎必然對你症狀的發展有所影響。」我說：「不管是腸道症狀，或是焦慮症與憂鬱症。」我想確保患者理解，自身症狀的生理特性絕非其他醫師所說的，只是「他們想像出來的」。「但如果這種狀況在我出生後的頭幾年，就已經固定下來，而且我的家庭病史又進一步增加了我罹患這些症狀的可能性，那是不是代表我這輩子都得忍受這種痛苦了？」珍妮佛煩惱地問我。我告訴她，壞消息是，她的腸腦軸線已經完成了終生設定；但好消息是，人類有前額葉皮質區這個非常獨特的大腦區域，可以讓我們改寫那些被改變了的大腦迴路功能，並且有學習新行為的能力。

有幾種療法可以幫助我們學習新行為，就像是為既有的電腦程式加入新的程式編碼——某種修補程式——來改寫原程式中的錯誤。這類療法包括短期的認知行為療法、催眠，或其他身心療法如正念減壓。這些策略不僅能緩解腸腦症狀，例如腸躁症症狀，而且常有助於治療憂鬱與焦慮相關症狀。最近的研究還帶來更多的好消息：這些方法真的可以改變我們大腦的迴路設定，從而協助前額葉皮質區控制過度活躍的情緒腦網絡。它們還有助於重新設置大腦的突顯系統，改善我們評估潛在威脅的方式。有時候，這些心理治療的方法，需要輔以一些常受到汙名化的精神藥物，尤其是不同類型的抗憂鬱劑（在有早年生活壓力的小鼠模式中，這些藥物都顯示出成效）。我的初期治療計畫一般都會加入非常低劑量的三環抗憂鬱劑（如 Elavil 或類似藥物），這有助於平復患者的大腦邊緣系統在療程初期的失控狀況。相同的藥物也可以減輕腹痛，其副作用微乎其微，且對心情或精神狀態沒有任何影響。另外，如果患者的狀況適合，全劑量的現代抗憂鬱劑（包括血清素回收抑制劑）可以緩解焦慮和憂鬱，並且穩定心情。這些藥物本身對大約三十%的患者有顯著的療效，但跟其他非藥物的治療並用時，成功率要高得多。

在變化後的腸腦互動中，腸道菌叢扮演的角色為何，我們現在有了新的科學見解，所以我也告訴珍妮佛要增加益生菌的攝取。藉由發酵食品、優酪乳、益生菌膠囊等，攝取乳桿菌和雙歧桿菌等益菌，可以改善腸微生物生態系統的多樣性。除了發酵食品中天然的益生菌外，我建議她試用一些臨床試驗中已證實有益的少量益生菌。

最後，珍妮佛同意我所建議的整合療法，包括教她自我放鬆與自我催眠的短期認知行為治療。她也改變飲食習慣，多吃發酵食品與益生菌補充品，並且在長期服用的舒憂外，再加入低劑量的抗憂鬱劑 **Elavil**。我對她強調，她可能需要藥物和非藥物治療的雙管齊下才能好轉，但如果她遵照治療計畫，很可能可以在一年內減輕藥量。

珍妮佛的症狀雖然並未完全消失，但是幾個月後回診時，她表示自己的生活品質和整體健康狀況改善了五成，腹痛頻率降低許多，排便狀態長期近乎正常，焦慮也緩和了許多。她在離開我的診間之前，含著淚握了握我的手說：「如果有人早點向我解釋這所有的關聯就好了，尤其是我早年的坎坷生活造成我焦慮、憂鬱和腸躁症的問題。」珍妮佛不是唯一離開我診間時對我說這些話的患者。

就某種意義而言，珍妮佛這樣的患者，可以說是完美的適應了他們年輕時充滿壓力的世界。他們的大腦、腸道，甚至腸道菌，都以多種方式完成了為危險做好準備的設定。如果有更多醫師知道這一點，就能協助腸躁症與其他許多壓力相關疾病的患者，而不是讓他們心生挫折。如果有更多患者知道這一點，就能更早找到協助管道，也能早一點得到安寧。

但早年生活的程式設定確實影響了我們所有人。從我們仍在母親的子宮內那時起，母親就為我們的直覺反應與生理機能做好了生存設定。我們的家庭隨後竭力引導我們如何生活在這複雜的世界上。所有的這一切，都對我們的基本情緒組成造成了持久的影響，並連帶影響我們處理事情和做決定的方式，甚至是我們的個性。了解這種自然的程式設定如何運作，並且明白如何修補任何不適合的軟體漏洞後，就能避免這類或許曾經適合我們，但如今不再適用的過度反應了。

第六章　重新認識情緒

從我們早年開始，情緒就左右我們的想法並影響我們的決定。情緒在危機四伏時，協助你決定要奮戰或逃跑。情緒驅動你去找尋伴侶、跟孩子建立情感。情緒也創造你的品味、影響你的健康、造成你看某事不順眼、激發你的熱情。情緒感覺是我們之所以為人的精髓。

數世紀以來，哲學家、心理學家，以及後來的神經科學家研究情緒，各種解釋情緒如何產生的理論愈來愈複雜，把情緒的起源歸咎於心智、大腦或身體。但過去數年來的科學資料顯示，影響情緒的來源很可能大出人們意料之外。這些革命性的發現指出，我們的腸道菌叢在心智、大腦與腸道的交互作用中，扮演了關鍵的角色。這個振奮人心的研究路線激發出一些顛覆傳統的想法，讓我們重新思考，這些肉眼看不見的生物對腸道反應與腸道感覺的作用，以及它們如何影響我們的心情、心智與想法。

腸道菌會改變你的大腦嗎？

數年前，我第一次為一名六十六歲的女患者露西看診時，她的醫療問題看起來似乎沒什麼特別之處。多年來，她患有輕微便祕和腹部不適的症狀，而且已經被確診為腸躁症。露西的故事比較奇特的部分在於她的焦慮症狀。在她到我這裡來就診之前，已有兩年的時間每隔幾週就嚴重恐慌發作。症狀包括強烈的恐懼、心悸、呼吸急促，以及一種即將大禍臨頭的感覺（a sense of doom）。這些症狀會突然出現，然後通常在二十分鐘內消退。在每次嚴重的發作間隔期間，露西也注意到自己整體的焦慮程度上升了。雖然許多因為腸胃症狀來找我看診的患者，都提到自己有恐慌發作的病史，但是露西出現這類症狀的初始情況卻很不尋常。

大約兩年前，露西開始出現慢性鼻竇充血與頭痛症狀，並且不時復發，被醫師診斷為鼻竇感染。她接受了為期兩週的環丙沙星（ciprofloxacin）療程，那是一種能殺死多種病原體，包括腸內微生物的常用廣效性抗生素。這段期間，她注意到自己的排便次數變得更加頻繁，而且大便變稀，其他方面則都正常。為了緩和這些影響，她服用了幾個星期的益生菌，後來感覺似乎回復正常了。

大概六個月後，相同的充血和頭痛症狀再次復發。她的醫師開了另一種廣效性抗生素給她服用了三週。她也再次經歷了相似的慢性腹部不適。到目前為止，這些都不足為奇。許多患者在服用抗生素後，排便習慣都會短暫改變，因為藥物會暫時抑制腸道菌的多樣性，讓腸道無法發揮最佳功能。我們從患者報告和臨床研究得知，這些副作用可能造成持續的腸胃道不適，有時甚至是腸躁症症狀。然而，大多數患者出現的腸胃道問題都是暫時的。腸胃道微生物多樣性本身就較低的患者，似乎更容易發生這些副作用。

露西來找我看診時，已經沒在服用抗生素，於是我鼓勵她多攝取各種發酵食品，包括優格、德國酸菜和泡菜，並且服用額外的益生菌補充品，目的是增加她腸道菌叢的多樣性，以重新建立原先的微生物結構。同時，我強烈鼓勵她練習減輕焦慮症狀的方法，包括自我放鬆的技巧、深層腹式呼吸、正念課程等。我還開了克癇平（一種類似煩寧、可在舌下溶解的藥）給她，讓她恐慌症嚴重發作時可以服用。這種組合式的治療方案逐漸讓她的排便恢復正常，而且在六個月的時間內，她的恐慌發作也變得不那麼頻繁。當我最後一次見到她時，她只有過一次輕微的發作，因此也不再需要服用克癇平了。

露西先是出現腸胃症狀，幾個星期後，才發生恐慌發作與焦慮程度增加的狀況；在消化道症狀改善後，她的恐慌與焦慮也跟著緩解了。我懷疑，她連續進行的兩次廣效性抗生素療程，暫時改變了她腸道菌叢的數量與功能，導致類似腸躁症的症狀出現，這些症狀在她停止用藥不久後就消失了。有沒有可能抗生素引發了腸道菌的變化，並造成她的焦慮症狀？

腸道菌叢是我們的自體鎮靜劑工廠？

除了幾個臨床的病例報告以外，二〇一一年我為露西看診時，還沒有什麼科學證據足以支持腸道菌叢和情緒狀態之間的關聯性。但那一年稍晚，一群創新的加拿大研究人員依據動物實驗結果，發表了一些有趣的發現。這些研究指出，腸道菌本身能產生改變情緒行為的神經傳導物質。

普密索．柏西克和他在麥克馬斯特大學的研究小組，使用由三種廣效性抗生素混合而成的藥品治療一群正常老鼠，療程為期一週。他們監測老鼠的腸道菌叢組成，以及牠們在服用抗生素之前、期間和之後的行為。結果正如他們所預料的，這種治療方式劇烈改變了老鼠腸道菌叢的組成，有些菌種增加了（尤其是幾種乳桿菌），有些則是減少了。而且柏西克驚訝的發現，接受抗生素治療的老鼠表現出了更多的探索行為，例如在籠中或實驗裝置裡光線良好的開放區域待上更長的時間，而非像平常那樣喜歡躲在受保護的暗處。由於老鼠無法表達自己的焦慮症狀，牠們的這種行為被看成是牠們比較不焦慮，或者如科學家所說的，牠們表現出較少的「類焦慮行為」。

在老鼠結束抗生素療程兩週後，行為和腸道菌叢都恢復到正常狀態，這表示，研究人員觀察到的動物的情緒行為變化，與抗生素引發的腸道菌叢變化有所關聯。但大腦是如何得知抗生素引起腸道變化的呢？腸道菌要傳遞這類訊息至大腦，最可能的解答是「迷走神經」，它是腸道與大腦間主要的溝通高速公路。切除迷走神經的老鼠，在其腸道菌受抗生素抑制時，確實不會顯現出焦慮減少的現象。這些研究結果顯示，正常老鼠的腸道菌會穩定產生能抑制焦慮的物質，而這些物質的效果則透過迷走神經傳送至大腦。

腸道菌可能產生哪種抗焦慮的物質呢？先前的研究顯示，某些微生物能製造一種名為γ—胺基丁酸的神經傳導物質。這種物質也稱為GABA[1]，是神經系統中數量最多的訊息傳遞分子之一，它能抑制我們大腦的情感部位，也就是邊緣系統。許多抗焦慮藥物（如煩寧、贊安諾和克癇平）都是把目標鎖定在相同的訊息傳遞系統，模仿GABA所產生的影響。

關於腸道菌、GABA和腦功能之間的關聯性，早在三十年前，就在肝硬化晚期患者的身上觀察到了。這類患者的精神狀態和警覺性通常都會受到損害。當醫師開給他們阻斷GABA訊息傳遞系統的藥物時，他們的認知功能和精神都能迅速獲得改善。令人驚訝的是，這些患者服用廣效性抗生素時，大腦功能也改善了。當時，研究人員還無法清楚解釋，肝硬化如何增加大腦中GABA的活動。但我們現在已經了解到，是受到改變的微生物在腸道產生了更多的GABA，然後這種物質傳遞到大腦中特定的GABA受體，使得認知過程與情感腦系統功能減弱。正如柏西克的老鼠實驗中，製造GABA的細菌因廣效性抗生素而數量減少，造成腦中的GABA值下降，改善了大腦功能。

雖然這些實驗清楚證實了，生活在我們腸道中的微生物可以產生抗焦慮分子，而且這些物質在某些情況下可以影響大腦，不過絕大多數接受抗生素治療的患者並未出現情緒副作用。但我們可以利用這種知識，以益生菌的形式，用製造GABA的菌群來治療焦慮症嗎？我們知道，研究最詳盡的兩種益菌——乳桿菌和雙歧桿菌家族的某些菌株——具有合成GABA的機制。既然這兩個家族的不同菌株是大多市售益生菌的活性成分，而且發酵食品也富含這些菌種，我們是否可能透過在飲食中攝取額外的微生物來讓自己更加放鬆？我們是否能夠運用多吃發酵食品、服用益生菌等食療，來幫助具焦慮傾向的人士降低焦慮？為數不多的老鼠研究顯示，這確實是有可能的。在一項研究中，研究人員觀察到，當他們餵健康的成鼠吃雷曼氏乳桿菌（*Lactobacillus rhamnosus*，一種益生菌）時，老鼠「類焦

---

1 GABA屬於抑制性神經傳導物質，可抑制中樞神經的活動，使人放鬆及冷靜。GABA的作用太強時，會引起神經與精神障礙。

慮」的行為減少了。在另一項研究中，研究人員發現另一種益生菌種龍根菌（*Lactobacillus longum*）能減少患有結腸炎（慢性大腸發炎）老鼠的類焦慮行為。一些臨床證據顯示，這種「心理益生菌」（psychobiotic）的效果可以在人類患者身上顯現。

要評估益生菌對人類大腦的可能效用，唯一的可靠方法就是，在人類受試者身上進行對照臨床試驗。這類試驗會把志願者隨機分配到攝取活性治療物質（active treatment，如益生菌）的實驗組或對照組。對照組中受試者服用的是安慰劑，外觀、味道、口感都與治療物質相同，但安慰劑沒有已知的固有效果。為了提高研究的可靠性，無論是受試者或研究人員，在研究完成前，都不可以知道受試者被分配到哪一組。這種雙盲隨機對照的研究，是評估所有醫學治療有效性的黃金準則。

二〇一三年時，柯爾絲頓・蒂莉希在我們的研究中心以這種研究設計，隨機將三十六名女性分成三組，活性治療組連續四週、每天兩次，食用富含益生菌的優格，包括雷特氏B菌（*Bifidobacterium lactis*），以及其他三種常用於把牛奶變成優格的菌種：嗜熱鏈球菌（*Streptococcus thermophiles*）、保加利亞乳桿菌（*Lactobacillus bulgaricus*）、乳酸乳球菌（*Lactococcus lactis*）。第二組吃的是不含益生菌，但味道、質地或外觀都與富含益生菌的優酪乳沒有任何區別的非發酵乳製品。第三組則完全不吃優格或任何乳製品。

在為期四週的研究開始與結束時，我們詢問每位女性受試者有關自身整體健康狀況、心情、焦慮程度和排便習慣等問題。然後，蒂莉希請每位受試者躺在磁振造影儀上進行一項任務——測試受試者從一個人的臉部表情評估其情緒的能力——並且對其進行腦部掃描。

在任務中，受試者要看三張不同的人臉，臉上分別有憤怒、害怕或難過的情緒，然後按鈕分辨三張人臉中哪兩張臉的情緒相同。世界各地不管是任何種族、國家或語言的人，都非常擅於瞬間做出這種判斷，意謂著這是一種非常基本且天生的情緒反射反應，可能跟動物的情緒反射行為有關。這個任務跟產生情緒的複雜大腦網絡無關，所以受試者在進行過程中，不會感覺到難過或憤怒。

與食用不含益生菌乳製品的女性兩相對照之下，食用混合益生菌四週的女性在進行情緒辨別任務時，大腦數個區域之間的連結性較少。這些結果首度顯示，老鼠研究的驚人結果也同樣出現在人類身上——更準確一點說就是，操縱腸道菌叢可以相當程度地改變人類進行情緒相關任務時的大腦功能，至少在非常基本的情緒反射層次上是如此。

但優格中的益菌是怎麼跟受試者的大腦溝通的呢？我們原本以為，固定攝取益生菌可能改變了腸道菌的組成，從而對大腦產生影響。然而，在分析受試者糞便中的微生物組成後發現，除了吃進體內的益生菌以外，腸道菌叢的種類與數量並沒有任何不同。因此，食用優格並未改變腸道菌叢的組成。不過，我們從更早期的研究中得知，相同的益生菌治療可以改變腸道菌產生的代謝物。因此我們可以合理推斷，益生菌製造的代謝物，有些透過血液或迷走神經訊息抵達大腦，改變了大腦的情緒反應能力。腸道中含血清素的細胞甚至也可能涉及腸道菌與大腦間的溝通。最近有研究指出，某些腸道菌能夠刺激這些細胞中的血清素生成，改變腸道中的血清素含量，大幅影響這種腸腦訊息能否有效調節我們的情緒、疼痛敏感度以及整體健康。如果是真的，那麼將這些研究成果應用在未來的腸腦疾病治療上，就真的太棒了。透過攝取特定種類、能夠調節關鍵神經傳導物質（血清素）高低的益生菌——無論是原本就富含益生菌的發酵食品，或是乳製品或果汁中添加的益生菌——我們或許就能微調這個控制系統，讓它運作得更好。它對我們的情緒、疼痛敏感度和睡眠等關鍵功能，都有非常重大的影響力。

我們研究的受試者都是經過仔細篩選的健康人士，沒有任何生理或心理症狀，因此，我們觀察到的、特定益生菌的變化，到底會不會影響受試者的焦慮程度，只能靠推測得知。不過，由於受試者在注意憤怒、悲傷、恐懼的臉孔時，他們情緒腦網絡的反應度降低了，因此我們可以得知，特定益生菌能抑制人對負面情境的情緒反應。

這些研究發現讓我覺得很驚奇。幾年前，大概沒幾個人會想到，定期攝取在超市就可以買得到的優格會影響自己的大腦。而我們的研究團隊對於大腦在健康和疾病狀態下如何運作，以及如何保持心智健康，也因為這個研究而大大的改觀了。

過去幾年來，科學家才剛開始研究營養對大腦健康的作用，並且確認腸道菌叢在此關係中的可能角色。就這個領域快速進展的情況看來，我深信這個新觀點會徹底改變我們認為什麼食物對情緒與心理健康有益的概念，甚至可能影響未來治療焦慮與憂鬱症的方式。

腸道菌叢對憂鬱症的影響

如果你曾經陷入憂鬱，可能會記得那種難過、灰心、沒有希望的感覺。這是我們向親友描述自己的憂鬱狀態時，經常提到的症狀，那是一種很痛苦的狀態。你或許也記得其他症狀。你會覺得緊張易怒嗎？有沒有睡眠障礙或難以專注的情形？焦慮症患者也常有這些症狀。被診斷出憂鬱症的人當中，大概有一半也會出現焦慮症狀，而許多長期焦慮的患者也有憂鬱症的症狀。憂鬱症的療法——尤其是我們所知的血清素回收抑制劑——通常也能緩解焦慮症的症狀。憂鬱和焦慮可以說是近親。

既然操縱老鼠腸道菌叢的各種做法，包括攝取益生菌，能緩解這種動物的焦慮行為，那它們是否也能緩解老鼠的憂鬱狀態呢？愛爾蘭科克的大學學院（University College）精神病學家約翰・克萊恩（John F. Cryan）發表了數篇支持這種假設的論文，他自創容易朗朗上口的「憂鬱微生物」（melancholic microbes）一詞，來指稱腸道菌能夠改變人類心情的特質。

在研究中，他的團隊讓實驗室的老鼠食用益生菌「嬰兒雙歧桿菌」（*Bifidobacterium infantis*），這個名稱的由來是因為它是母親最初傳給寶寶的幾種菌株之一。接著，研究人員讓不喜歡游泳的老鼠游泳，藉此刺激牠們的壓力系統。當這種情況發生時，老鼠血液中的發炎分子「細胞激素」會上升（人類也會出現相同反應）。如果老鼠有食用益生菌，益生菌雖然沒有改變老鼠的「憂鬱」行為，卻似乎能調節牠們血液與大腦出現的變化。在另一項研究中，研究人員證明了，雙歧桿菌的特定菌株能減少老鼠因實驗誘發的類憂鬱與焦慮行為，效果跟常用的抗憂鬱藥物立普能（Lexapro）一樣。

這些結果代表益生菌對人類憂鬱症也會有幫助嗎？初步研究結果顯示，在某些憂鬱人士身上可能有效。在一項隨機雙盲研究中，法國研究人員請五十五位健康的男性和女性受試者每日食用含乳桿菌和雙歧桿菌的益生菌，並且持續一個月。與服用對照產品的組別相比，益生菌組的受試者在心理痛苦和焦慮方面出現微幅的改善。在另一項研究中，英國研究人員提供一百二十四名健康人士另一種乳桿菌菌種。研究開始時較為憂鬱的那些人，因這項治療而顯著改善了他們的心情。

這些研究給了我們好的開始，但我們還需要更大型、設計更縝密的臨床試驗，來確認益生菌是否能在你感覺憂鬱時提振心情，在焦慮時平穩情緒，或者影響心理健康。在此同時，你可以多多注意自己的飲食，藉此讓大腦、腸道與菌群的對話產生正面影響。我們將在後續章節深入了解到，吃下肚的東西對腸道健康有重大的影響，想修正並改善我們的腸腦相互作用，食物是一種簡單、愉快又經濟的方式。

壓力的作用

大多數焦慮症、憂鬱症、腸躁症，或其他大腦與腸腦疾病患者，對於壓力事件都特別敏感。當他們處於壓力下時，常會衍生腸胃道症狀發作。現在我們已經知道，腸道菌對於大腦壓力迴路的反應程度有重大影響。我們還知道壓力系統的神經傳遞物質（如壓力荷爾蒙去甲腎上腺素），可以大幅改變腸道菌行為，使它們變得更具侵略性且更危險。

腸道菌可能影響我們的情緒，其最早的線索之一來自所謂的無菌鼠實驗，關於腸道菌與大腦的已發表研究，大都仰賴這種實驗方法。正常條件下飼養的動物會暴露於各種來自食物、空氣、照顧者與自身糞便的微生物當中，而無菌鼠的狀態不同，牠們出生和飼養的環境是完全無菌的——完全沒有任何微生物。科學家以剖腹產接生小鼠，接著立即把牠們送到隔離的空間，進入這個空間的所有空氣、食物和水都經過殺菌。這些老鼠在無菌世界中長大後，科學家研究牠們的行為和生理機能，並與基因條件相同、但在正常環境下養大的老鼠進行比較。兩組老鼠之間不同的行為或大腦生化特性，就可以被視為是正常腸道菌叢的影響。

研究人員第一次繁殖出這些老鼠不久後便觀察到，牠們成年後面對壓力刺激時會產生更多的壓力荷爾蒙皮質酮（前文曾提到，皮質酮是人類壓力荷爾蒙皮質醇的老鼠版本）而過度反應。如果研究人員在老鼠還小的時候就把有益的微生物群移植到牠們的腸道中，就能夠逆轉老鼠面對壓力的過度反應。然而，如果給予成年老鼠這種腸道菌治療，則未能觀察到這種益處。這些實驗顯示，腸道菌可在早年影響大腦壓力反應能力的發育。

如果你把一窩剛出生的小老鼠分成兩組，其中一組在無菌狀態中養大，這兩組同一對父母生下的小老鼠將出現驚人的廣泛差異。無菌老鼠對疼痛較不敏感，與同齡的老鼠互動時社交度較低。此外，牠們與正常老鼠相較下，大腦和腸道中的生化特性與分子機制都有所改變。例如，瑞典卡羅林斯卡學院的史凡．派德森（Sven Petersson）研究小組研究顯示，無菌鼠比正常成長的老鼠展現出較少的類焦慮行為，而且在大腦中負責動作控制和類焦慮行為的區域，影響此區神經細胞訊息傳遞的基因表現也改變了。不過，如果無菌鼠在其生命的早期就接觸腸道菌叢，那牠們就不會展現出任何生化上的異常。派德森和他的同事做出的結論是，腸道菌叢定殖在腸道後，就會以某種方式啟動大腦中影響情緒行為的生化訊息傳遞機制。

我們已經知道，各種壓力會暫時改變腸道菌的組成，明確的說，處於壓力下的動物，其糞便中的乳桿菌數量會減少。但不同研究領域的資料顯示，壓力的影響所及可不僅止於暫時改變菌群的數量。長久以來，人們都知道，壓力下分泌的化學物質去甲腎上腺素，會使心臟跳動更快且血壓升高，但我們最近才知道，這種壓力荷爾蒙也可以釋放至腸道內，跟你的腸道菌直接溝通。已有好幾個實驗室證實，去甲腎上腺素可刺激病原體的生長，造成嚴重的腸道感染、胃潰瘍，甚至敗血症。這種壓力分子除了刺激病原體生長外，還能活化病原體的基因，使其更具侵略性，並增加它們往後在腸道存活的機會。特定腸道菌甚至可以把在壓力下流動於腸道內的去甲腎上腺素，修正成更強的形式，強化這種荷爾蒙對其他腸道菌的作用。這意謂著如果你壓力很大時又得到腸道感染，可能會招來大麻煩。

來找我看診的五十歲女性史東太太，可以證實壓力與腸道感染的關聯性會帶來怎樣的臨床後果。史東太太剛經歷了爭論不休、壓力沉重的冗長離婚訴訟，結束她二十五年的婚姻。她身為商界主管，工作非常辛苦，一週工作八十小時，還需要大量出差。她不記得自己過去曾有任何腸胃症狀，但她大半輩子以來一直有反覆發作的焦慮症，以及慢性下背痛與頭痛的問題。史東太太壓力沉重，她自己也很清楚這件事。

為了讓自己休息一下，她從洛杉磯飛到墨西哥的卡波聖盧卡斯（Cabo San Lucas）度假。在開始的頭兩天，一切完全符合她的期望，她在飯店泳池畔放鬆享受著平靜的假期。第三天她前往風景優美的巴哈海灘小鎮，順道在當地一個海鮮餐廳用餐。那週接下來的時間只能以悽慘來形容，她幾乎走不出飯店房門，而且腹部痙攣、脹氣、噁心和腹瀉等症狀似乎永無休止。

史東太太回到洛杉磯時已較為好轉，但她還是去找了基層醫療醫師就診。他診斷她罹患的是旅行者腹瀉（traveler's diarrhea），是當地水中細菌引起的常見腸胃炎。史東太太去就診時症狀已經改善，糞便樣本中也已經測不到傳染性細菌了，所以醫師建議她不必服用抗生素，還保證她的症狀會在幾天內完全消失。

不幸的是，這些症狀並未消失。經過數週的不斷腹脹、不規律的排便和偶發痙攣等殘餘症狀後，史東太太前來我這裡就診。她的糞便感染性微生物檢測結果再次呈現陰性，而且她過去從未經歷過任何腸胃道症狀，因此我建議她接受結腸鏡檢查。在結腸鏡檢查結果也沒有任何異狀後，我診斷她罹患的是「感染後型腸躁症」（postinfectious irritable bowel syndrome）。

這種症候群大約影響一成細菌性或病毒性腸胃炎患者，最常發生於過去有疼痛或不適症狀的人身上。這些人最初的傳染性腸胃炎持續時間比正常情況來得久，而且得到腸胃道感染時，正好處於長期的沉重壓力之下。（如果你得了這種病，症狀通常會在幾個月內消失，而且標準腸躁症療法可用於治療該症候群。）

有這些風險因素的人士，最有可能在感染病原體（例如致病性大腸桿菌，它是最常造成旅行者腹瀉的病原體）之後，出現類似感染後型腸躁症的症狀。這種情形非常合理，因為慢性壓力會刺激腸道中病原體的生長，包括大腸桿菌在內，還會讓它們變得更具侵略性。壓力也會導致腸道的自主神經系統釋出壓力訊息，減少結腸黏液層的厚度，使得腸漏更為嚴重，於是微生物得以避開腸道的多種防禦策略，輕易進入其免疫系統。這個連鎖效應造成腸道免疫反應啟動的期間持續得更久，症狀也就拖延得更久。

我們都知道，並非所有的壓力都是負面的。相對於慢性或反覆出現的壓力，急性壓力及其引發的相關情緒能改善我們執行困難任務時的表現，例如應考或演講。另外，它也能強化我們對腸道感染的防禦力，增進腸道健康。達成此效果的方式有很多種。急性壓力讓胃部在回應壓力相關的大腦訊息時，會產生更多胃酸，因此，伴隨食物入侵的微生物可能在抵達腸道前就已經被殺死。它還指示腸道增加腸液分泌並排出內容物，包括病原體在內。而且，它還能增加稱為「防禦素」（defensins）的抗微生物胜肽（antimicrobial peptide）分泌。所有這些反應，目的都是在保護腸胃道抵抗可能造成危害的入侵者，並縮短感染的時程。

不過，雖然急性壓力對我們的腸道與腸道中的微生物有保護作用，但過多的壓力卻會把這些益處變成身體的負擔。慢性壓力會提高腸胃道感染的風險，而且也可能延長你的不適症狀，即使感染狀況已經清除了。如果你患有對壓力高度敏感的疾病，如腸躁症或週期性嘔吐症候群，那麼慢性壓力應該是影響症狀嚴重程度的主要因素之一。

正面的情緒

關於慢性壓力對於腸—腦—菌群互動的各種不利影響，我們已有許多了解，但壓力以外的其他情緒，尤其是正面情緒，也會影響腸道中的微生物嗎？也就是說，快樂或幸福感能否引發不同且有益的腸道反應呢？

我們已經看到，不同的化學訊息是如何觸發情緒，以及其在大腦中的基礎操作系統——當我們感到快樂時產生的內啡肽，當我們親近配偶或孩子時產生的催產素，當我們渴望某物時產生的多巴胺。這些化學開關在開啟大腦中個別操作系統時，也會造成不同的腸道反應，產生各自獨有的收縮、分泌與血流模式。

我認為，某些與正面情緒相關的腸道反應，跟大腦對腸道菌釋出不同的化學訊息也脫離不了關係。我們已經知道，血清素、多巴胺和內啡肽會被注入腸道內部，因此它們很可能就是腸道對微生物發送的正面訊息。這種從大腦傳遞至腸道菌的情緒相關訊息，可以使微生物的行為變得對我們的健康有益，保護我們避免腸道感染。事實證明，與愛或快樂相關的訊息能增加腸道菌的多樣性、改善腸道健康，並且保護我們避免腸道感染與罹患其他疾病。

情緒對腸道菌的其他影響

到目前為止，我們只知道這個精采故事的一小部分而已，我們才剛開始理解腸道菌如何把我們攝取食物中的資訊翻譯成分子訊息，並影響體內的眾多器官與組織，包括大腦。我們已經了解，血液中數千種不同的代謝物之中，有高達四成來自我們的腸道菌。此外，腸道對特定情緒的反應，無論是正面或負面情緒，都可大幅改變腸道菌從食物產生的各種代謝物。換句話說，情緒會大量編輯腸道菌發送給我們身體其他部位的分子訊息。我預期我們將會發現，科學家多年來所忽略的數兆腸菌，不僅受我們的情緒影響，也對我們的腸道，甚至是我們如何思考與感覺，有強大的影響力。

腸道菌會改變你的社交行為嗎？

如果腸道菌可以影響我們的情緒，而情緒和腸道感覺又影響我們決定做出哪些行為，那麼邏輯上說來，腸道菌是可以改變我們行為的。而如果腸道菌能改變我們的行為，那麼腸道菌組成的異常會導致我們出現異常行為嗎？如果事實是如此，那麼以健康的腸道菌取代異常的腸道菌，是否不僅能改善腸道問題，還能改善行為？

強納森和他的母親相信這是可能的。他們前來就診時，強納森二十五歲，他除了有強迫症與慢性焦慮症，還被診斷患有泛自閉症障礙（autism spectrum disorder，ASD，目前用來稱呼自閉症患者的用語）。強納森跟許多泛自閉症障礙的患者一樣，一直有各種腸胃道的問題。以強納森而言，他經常腹脹、疼痛且便祕。

強納森在接受了幾個廣效性抗生素療程後，症狀惡化許多，這意謂著腸道菌叢的改變可能跟他腸胃道症狀的發作有關係。強納森跟許多泛自閉症障礙患者一樣，嘗試過好幾種飲食法，包括無麩質飲食和無乳製品飲食，但都沒有持續的效果。他奇特的日常飲食也對他沒有幫助，而這點並不令人意外——他幾乎不吃水果或蔬菜，因為他不喜歡蔬果的質地和氣味；相反的，他的飲食主要是精製的碳水化合物，包括鬆餅、馬鈴薯、麵條、披薩、零嘴、蛋白質棒，以及一些肉類和雞肉。

透過網路，強納森對於一般的健康議題懂得還不少，尤其是腸道菌相的知識。他讀的網路資料提到壞的腸道菌和寄生蟲對腸胃系統的影響，他相信自己的腸道症狀是腸道寄生蟲搞的鬼。他最近開始接受認知行為治療來對抗恐懼症與強迫症，該治療要求他食用自己不喜歡的食物，這使他產生相當大的焦慮感和壓力。我懷疑可能是這種暫時的壓力讓他的腸胃症狀惡化。

我向美國腸道計畫（American Gut Project）申請了他糞便微生物群的詳細分析。這個群眾募資的研究計畫取得了數千名一般人士的糞便樣本，目的是了解飲食與生活模式如何影響我們的腸道菌叢。近年來一連串的研究顯示，跟沒有罹患泛自閉症障礙的人士相比，泛自閉症障礙患者的腸道菌組合改變了，包括較高比例的厚壁菌門與較少的擬桿菌門（Bacteroidetes）菌群。腸躁症患者也呈現出類似的模式。強納森的糞便分析顯示，他也有相同的模式——他的腸道菌叢中，變形菌門與放線菌門（Actinobacteria）菌群較一般美國人少。然而，由於強納森的飲食習慣特異、有焦慮和壓力問題，還有腸躁症症狀，因此我們無法判定他腸道菌叢組合的改變到底是泛自閉症障礙、腸躁症或獨特的飲食習慣造成的。

強納森和他母親最想了解的問題是，為了改善心理與腸胃道症狀，強納森是否應該考慮接受糞菌移植，或服用益生菌來改變他的腸道菌相。他們會這麼問，是因為最近動物研究的消息如野火一般在自閉症社群中蔓延開來，使很多人對這種實驗療法滿懷希望。

高達四成的泛自閉症障礙患者有腸胃道症狀，主要是排便習慣改變與腹部疼痛不適，其中許多患者都符合腸躁症的診斷標準。此外，泛自閉症障礙患者的腸腦菌軸也有其他異常現象。他們血液中腸腦訊息傳遞分子血清素的濃度通常較高。（還記得嗎？這種分子有超過九成儲存在腸道中，而含血清素的腸道細胞跟迷走神經與大腦有緊密的聯繫。）泛自閉症障礙患者不僅腸道菌組成有變化，血液中的部分代謝物也是。

最傑出且具影響力的動物研究之一，是美國帕薩迪納市（Pasadena）加州理工學院

（California Institute of Technology, Caltech）撒克斯．瑪茲曼尼恩（Sarkis K. Mazmanian）和蕭夷年（Elaine Hsiao）的研究。他們為懷孕老鼠注射模仿病毒感染的物質，活化牠們的免疫系統。這種母鼠產下的幼鼠展現出各種類似泛自閉症障礙患者的行為變化，包括類焦慮行為、典型的重覆行為與受損的社交互動。因此，這種所謂的「母體免疫活化模式」（maternal immune activation model）是有效的自閉症動物模式。

加州理工學院的研究人員發現，幼鼠的腸道和腸道菌叢都產生變化：腸道菌組成不平衡、腸漏情形變嚴重、腸道的免疫系統參與度變大。研究人員辨別出一種特定的腸道菌代謝物，跟先前在泛自閉症障礙兒童尿液中發現的代謝物密切相關。當他們把這種代謝物放入母鼠免疫系統未被活化的健康幼鼠體內時，這些幼鼠也出現與母鼠免疫系統被活化的幼鼠相同的行為異常。最有趣的是，當他們把異常老鼠的糞便移植到表現正常的無菌鼠身上時，接受移植的老鼠也出現表現異常。這強烈顯示，來自患病動物的移植糞便能產生可到達大腦並改變健康動物行為的代謝物。對患有泛自閉症障礙者最重要一點是，研究人員使用人類腸道的脆弱類桿菌（*Bacteroides fragilis*）治療這些受影響的老鼠，結果有幾種（並非全部）自閉症狀的行為消失了。

這個設計縝密的研究引起人們不少關注且振奮人心，不僅是科學界，自閉症兒童的父母、渴望開發新療法治療這個破壞性疾病的公司也一樣。強納森和他的母親也得知此研究，於是他們問我，強納森是否應該考慮接受糞菌移植，或服用益生菌來協助緩解他的心理與腸胃道症狀。

我向患者解釋，針對人類泛自閉症障礙的幾個研究，在未來幾年內就能給出明確的答案。即使僅有一小群泛自閉症障礙患者接受這些療法後症狀改善，都是重大的科學突破。但在結果揭曉之前，我仍可推薦幾種方式來減輕他的某些症狀。我們不應該忘記，造成強納森腸胃道症狀的因素有好幾個。第一，他是根據質地而非味道來選擇食物，導致他的飲食高度受限，未能攝取許多植物性食物。第二，他攝取大量的加工食品。第三，他的高焦慮程度和壓力敏感度會改變他的腸胃收縮與分泌，並使腸漏情形變嚴重。

我的治療計畫針對他的大腦與腸道雙管齊下：我們的營養師跟他配合，幫助他逐漸改變飲食習慣，從高度侷限改成較為均衡的飲食，包括多食用水果、蔬菜和各種發酵產品（發酵乳製品、添加益生菌的無酒精飲料、泡菜、德國酸菜、各種起司等），這些都含有不同種類的乳桿菌和雙歧桿菌。我也建議他試試草本瀉劑，如低劑量的大黃根或蘆薈製劑來治療便祕。最後（但也很重要的一點），我們教患者如何進行腹式呼吸等自我放鬆練習，並強烈建議他針對恐懼症與升高的焦慮程度持續接受行為認知治療。

兩個月後回診時，強納森的腸胃道症狀已大有改善。他願意食用的食物增加了，而且排便狀況正常。他不再執著於自己腸道中有邪惡的寄生蟲這件事，反倒對於了解飲食如何對腸道菌叢的行為產生影響，以及這種交互作用如何改善他的腸胃道症狀更感興趣。

迎向新的情緒理論

早在任何人了解腸道菌、腸道知覺與它們對大腦影響的複雜性之前，兩位十九世紀的知名學者就創造出第一個全面的情緒理論。美國哲學家暨心理學家威廉．詹姆斯（William James）醫師和丹麥卡爾．蘭格（Carl Lange）醫師在一八八〇年代中期提出，情緒源自於我們對身體感覺的認知評估——亦即我們的器官在從事強烈活動，如心跳快速、肚子咕嚕咕嚕叫、結腸痙攣性收縮或呼吸急促等時，產生的內在體感資訊。這個所謂的詹姆斯—蘭格情緒理論（James- Lange theory of emotion）在心理學家之間非常著名，雖然當今已經很少有人認為情緒完全來自身體的感覺。

一九二七年，知名的哈佛大學生理學家瓦爾特．坎農（Walter Cannon）以大量的實驗數據反駁了詹姆斯—蘭格的理論。他提出一種以大腦為基礎的理論，認為杏仁核和下視丘等特定大腦區域的活動回應了環境的刺激，進而產生情緒體驗。雖然我們現在知道，這些大腦區域事實上是產生情緒的必要條件，但坎農當時並沒有我們現今的強大大腦成像工具可用，因此他不可能知道大腦的化學與神經傳導物質回饋系統，也不可能知道腸道和腸道菌在此內在體感系統中的重大角色。

一直到現代，神經科學家安東尼歐・達馬西歐（Antonio Damasio）和巴德・克雷格（Bud Craig）等人，才提出大腦身體迴路（brain-body loops）是由感覺和執行兩個元素共同組成的結構學理論，自此我們的情緒是如何產生和調節的舊理論，才被一致的概念所取代。

克雷格從神經解剖學的角度，徹底研究了身體傳送訊息至大腦的途徑（又稱內在體感資訊）。根據這些研究，他提出每種情緒都由兩個部分組成，彼此緊密相連：感覺部分（包括腸道感覺）和動作部分（包括腸道反應）。感覺部分是腦島皮質（Insular cortex）中形成的身體內在體感影像，由來自身體各部位（包括腸胃道在內）的無數神經元訊息組成。該影像必定跟某動作相連——由大腦的扣帶皮質（cingulate cortex）發送動作反應給身體。這在身體和大腦之間建立起一個循環的迴路。根據克雷格的理論，每種情緒的目的都是為了維持整個有機體的平衡。

神經學家暨作家安東尼歐・達馬西歐以三本書優美地闡述了他在《笛卡爾的錯誤：情緒、理性和人腦》（*Descartes' Error: Emotion, Reason, and the Human Brain*，暫譯）一書中介紹的軀體標記假說（somatic marker hypothesis）。根據達馬西歐的理論，我們有所謂的身體迴路，內有從大腦傳送至身體再回到大腦的訊息。身體會回應情緒狀態，而回應的訊息會變成豐富的潛意識記憶，儲存在身體狀態裡，如肌肉緊張、心跳快速和呼吸淺且快等。雖然達馬西歐在他的理論中對腸胃道在此過程中的重要作用提及不多，但他開創性的研究工作和發表的文章，使我們對情緒和情緒感受的生理機制徹底改觀。

腦島皮質是大腦中的「隱藏的島」（下一章將更深入討論這個大腦區域），它會去取得這種身體的資訊。我們在感覺到鮮明的情緒（包含促使我們做出回應的各種動機）時，會將感覺編輯而成一個個影像片段，供大腦日後檢索。大腦也可以不實際經過漫長的腸腦迴路，就運用記憶中的資料影像創造出憎惡、快樂、渴求等狀態。因此，成年後的我們在經歷某情緒時，大腦不需要再感受到身體實際發生了什麼感覺，它只需要在收到提示後，進入自己的情緒影像資料來產生情緒反應。資料庫裡的影像可能是嬰兒時期或青春期記錄下來的真實腸道反應，例如跟憤怒相關的腸道收縮。它們會以腸道知覺傳回大腦，然後以腸道感覺（例如噁心感、幸福感、飽足感、飢餓感等）被儲存在此資料庫中。我們終其一生都可以隨時取用這些腸道感覺。

我們對於腸道菌叢與它們跟腸腦互動的理解，一直要到近十年才出現長足的進步。這些理解讓我們不得不擴充這些現代理論，把腸道菌叢納入情緒理論中的第三個關鍵要素。這個理論假設：我們以大腦為基礎的基本情緒迴路，大半由基因決定，出生時已經存在，幼年時可能在表觀遺傳層次做出一些調整。然而，情緒與腸道反應的完整發展則需廣泛的終身學習，在此過程中微調並訓練自己的腸腦菌系統，讓它運作得更好。我們獨特的個人發展過程、生活模式和飲食習慣，都會調整我們的情緒產生機制，並在大腦中創造出儲存高度個人化資訊的巨大資料庫。

事實證明，我們的腸道菌叢在這個過程中有著關鍵的作用，能讓我們產生非常個人化的情緒。腸道菌叢主要是靠它製造的代謝物，來對我們的情緒發揮影響力。腸道中約有八百萬個微生物基因，比人類基因體多四百倍。更令人吃驚的是，人類彼此在基因上差異極小，共同的基因超過九成，但每個人的腸道菌基因組合卻有極大的不同，任意兩人之間僅有五％的共同基因。腸道菌相替人類的腸腦情緒產生機制，增添了全新的複雜度和可能性。

因為我們的腸道菌叢對我們如何感知情緒有著非常重要的影響，任何能改變腸道菌叢代謝活動的因素，包括壓力、飲食、抗生素和益生菌，原則上都能調節情緒生成迴路的發展與反應程度。舉例來說，我們在世界各地人們身上看到的、地區性的情緒差異，是否跟飲食與腸道菌功能的地理差異有關？如果新提出的情緒理論正確無誤，那麼答案是肯定

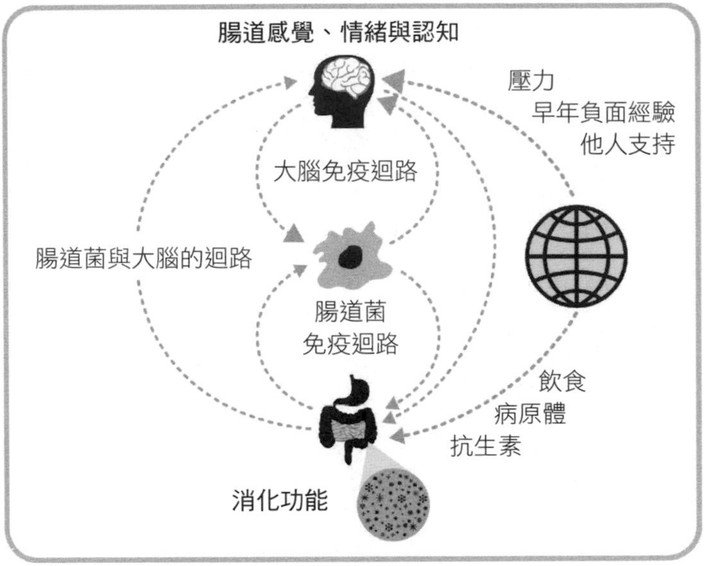

圖五：腸腦菌軸跟外部世界的密切關聯

腸腦軸線不只參與人體內的調節迴路（免疫與內分泌系統），更與我們周遭的世界有密切的關聯。大腦對各種心理社會影響產生反應，而腸道與腸道菌相則對我們所吃的食物、服用的藥物與任何傳染性生物體產生反應。整個系統的功能好比超級電腦，整合我們體內與來自外部世界的大量資訊，以產生最佳的消化與大腦功能。

的。雖然兩者間的關聯性尚待未來的研究證實，但我們可以這麼說：雖然基本的情緒仍可在完全隔離腸道與身體的狀況下，由一個想像的瓶中大腦產生，但這樣的大腦情緒體驗將非常有限。我強烈認為，腸道及腸道菌的參與，對於決定我們情緒感覺的強度、持續時間和獨特性，發揮了關鍵的作用。

第七章　了解直覺決策是怎麼來的

我們生活中的許多決策都建立於邏輯之上，是深思熟慮之後的產物。但你也做過某些沒什麼道理、未經認真分析的選擇。這類選擇通常是在無意中做出來的，例如決定吃些什麼、穿些什麼、看什麼電影等。

心理學家暨二〇〇二年諾貝爾經濟學獎共同得主丹尼爾・康納曼（Daniel Kahneman）在他的暢銷書《快思慢想》（*Thinking, Fast and Slow*）中指出，直覺決策是「（我們）做的許多選擇和判斷的祕密推手」。你可以根據直覺（intuition）或腸道感覺（gut feelings）[1]來做出對自己最好的決定，而不用認真去理性思考，這是身而為人的核心部分。

事實上，這種非理性決策在我自己的生活中有著重大影響。我十七歲時，下課後就是幫忙家裡的小生意——我父母在巴伐利亞阿爾卑斯山一帶經營的甜點店。我成長的地方如詩如畫，坐落於大型的滑雪與健走區之中，離義大利僅有數小時的車程。我曾祖父在一八八七年開了這家甜點店，此後就一直是我們家族持有並經營。我青少年時就會製作用於各種場合的糕點和蛋糕，尤其喜歡把高級巧克力做成各種奇異的形狀和尺寸。我在那裡學會了分別屬於不同的季節和節日的各種香味，而這個經驗在我自己並不自覺的情況下，為我未來研究食物、腸道和大腦間精密對話的職業生涯，奠定了基礎。

到了決定是否要上大學的時候，我心煩了好幾個月，不知道自己該成為第五代甜點師傅，還是去追求科學與醫學的職業生涯。一方面，接手信譽卓著又利潤豐厚的家族生意頗具吸引力——我可以住在親友附近，與關係緊密的社區居民保持連結；也能在鎮上美麗的風景中度過空閒時光；另外，還有來自我父親的期望，他一直盤算著由我來接手這個讓人驕傲的家庭傳統。另一方面，我又深受完全反方向的吸引：我想拒絕傳統和慣例，而且我對閱讀懷抱熱情，尤其是心理學、哲學與科學方面的書籍；另外，我對於心理的科學基礎充滿著強大的好奇心。我無法靠列出利弊來做出選擇，因此我人生第一次傾聽了自己的腸道感覺。

最後，我決定放下家裡的生意，前往慕尼黑攻讀我的學位，父親對此感到非常失望。

1 編注：intuition和gut feelings這兩個詞一般都同樣翻譯成「直覺」，但作者在此章特別討論兩者的差別，所以本書中，只有在作者使用intuition一字時，才會翻譯成「直覺」，其餘例如gut feelings、gut-based decision等，都會盡量帶入「腸道」一詞，以示區別。

幾年後我讀完了醫學院，另一個用腸道感覺而下的決定卻讓我離家更遠，也脫離了成為德國大學教授的既定生涯道路。我拒絕了慕尼黑當地大學醫院的住院醫師培訓，那是眾人夢寐以求的機會；加入了洛杉磯的潰瘍研究與教育中心（以CURE這個縮寫為人所知）。該中心吸引了來自世界各地有志了解腸腦對話的研究人員。在實驗室的頭幾天讓我清楚了解到，在家鄉製作巧克力比我的新任務——將從屠宰場收集而來的豬腸純化出各種分子，然後進行測試——來得有魅力多了。

然而，當我慢慢意識到此研究的影響範圍不僅限於腸道時，不禁為這份新工作著迷不已：我們從豬腸中分離出來的訊息傳遞分子，也可以在大腦中發現，而且各式各樣的動植物、外來種青蛙，甚至連細菌，也用它們來互相溝通，科學界稱之為「跨界訊息傳遞」（interkingdom signaling）。我當時並不知道，這個腸腦溝通的領域會成為我往後醫學生涯的科學研究興趣。

雖然腸道感覺對我的人生有相當重大的影響，但說實在的，這些事的風險並不是太大。我早年曾有許多探索不同道路的機會，但其實不管我做的選擇是什麼，結果可能還是很開心。但對其他人來說，讓腸道做決定很可能攸關生死。

一九八三年九月二十六日，蘇聯防空部隊一名年輕的戰情官斯坦尼斯拉夫·彼得羅夫

（Stanislav Petrov）駐守在莫斯科外的某個基地，當晚蘇聯的飛彈預警系統錯誤偵測到五枚美國導彈朝蘇聯飛來。儘管當時警報聲大作，而且螢幕閃爍著「發射飛彈」的字樣，彼得羅夫卻做出了一個重大的決定：他判定警報是假的，不願認定有攻擊襲來。如果他當時對這個情況採取「理性」的程序（他許多軍方同事可能的做法），他的反擊行動將再次遭到美國軍方的反擊，因而可能造成數百萬人死亡。

彼得羅夫一開始對自己的決定提出了幾個理性的解釋，包括他相信五枚導彈的攻擊並不合理。任何美國所發動的攻擊都應該是大規模的，如數百枚導彈來襲。另外，該飛彈預警系統是新的，他認為並不完全可靠。而且，地面雷達也沒有偵測到有攻擊發生。

然而，到了二〇一三年，當據實以告已經比較不會有安全顧慮時，彼得羅夫在某次採訪中表示，其實他無法確定警報是錯誤的，當時做出那個決定是因為「腸道傳來一陣奇妙的感覺」。

世界各地的人都會參考腸道做出決定，而且似乎是與任何事有關的決定——政治上的、個人的或工作上的，跟誰結婚、上什麼大學、買什麼房子等。總統在聽過顧問的意見，並仔細權衡手頭上的選擇後，最終仍憑腸道感覺做出開戰或維持和平的決定，影響所及高達數百萬人。人們在面臨重要決定時，總會聽聽自己的腸子說些什麼。

腸道感覺（gut feeling）和直覺（intuition）可被視為一體的兩面。直覺是你快速且即時的洞察力。通常是你未經理性思考或推論，瞬間就知道並理解的感覺。可能是你覺得有什麼事不太對勁；可能是你對某個明明不認識的人，卻立刻覺得有某種交情；也可能是你很確定電視上那位充滿魅力的政治人物正在滿口謊言。腸道感覺則是包羅萬象，而且往往是非常個人化的、身體的智慧，我們取用它且信任它的程度，更甚於其他家庭成員、昂貴的顧問、號稱專家或社交媒體所提供的建議。

那麼，究竟什麼是「腸道感覺」？它的生理基礎為何？源自腸道的訊息如何影響腸道感覺的產生？換句話說，腸道知覺是何時轉變為情緒感覺的呢？

我們可以在巴德．克雷格這位神經解剖學家傑出的研究成果中找到一些答案，他讓我們對大腦傾聽身體（以及身體傾聽大腦）的迴路系統，有更深的理解。他最近的一本新書《你有什麼感覺？與神經生理層次的自我共享內在體感的一刻》（*How Do You Feel? An Interoceptive Moment with Your Neurobiological Self*，暫譯），探討了人的大腦如何傾聽腸道與居住在腸道內的微生物（以及腸道和腸道菌如何傾聽大腦），對我自己的研究產生非常大的影響。

我們在一覺醒來的當下、吃完一頓美食後，或忍受長時間斷食後有什麼感覺，這類主觀體驗的基礎是一套複雜的神經生理程序。大腦時時刻刻接收到大量的腸道知覺資訊，再透過這套複雜的神經生理程序，建構出主觀的腸道感覺。愈來愈多證據顯示，腸道中持續流動的內在體感訊息（包括我們腸道菌叢彼此間的對話），可能對腸道感覺的產生具有關鍵的作用，也因此得以影響我們的情緒。

感覺（包括腸道感覺）是來到大腦突顯系統的各種感知訊息。「突顯」是指環境中的事物因其重要性或醒目與否，而吸引住人們注意力的程度。例如你在閱讀本章時，有隻蜜蜂在你頭上嗡嗡叫，它吸引你注意的程度可能高過本章的內容，尤其是蜜蜂有叮你的潛在威脅。外面的暴風雨可能也有類似的突顯性，同樣能有效地把你的注意力轉移到本書以外。但音量微弱的背景音樂或外面輕柔的風聲就會被你忽視。無論訊息來自體內或周圍環境，大腦的突顯系統都會評估它們的重要性，看看該訊息要進入到我們的注意歷程與意識的何處。

與腸道知覺（包括噁心、嘔吐和腹瀉）相關的高突顯性事件，常有情緒不佳或痛苦的感覺伴隨而來，這是在提醒我們有重大事件發生了，需要我們注意或做出反應。然而，腸道感覺也可以跟正面的腸道知覺相關，例如好好吃一頓飯後感覺愉快且飽足，或是肚子在完全放鬆的狀態下，經歷的那種舒適感。大腦評估某事是否為突顯事件的標準，受到許多

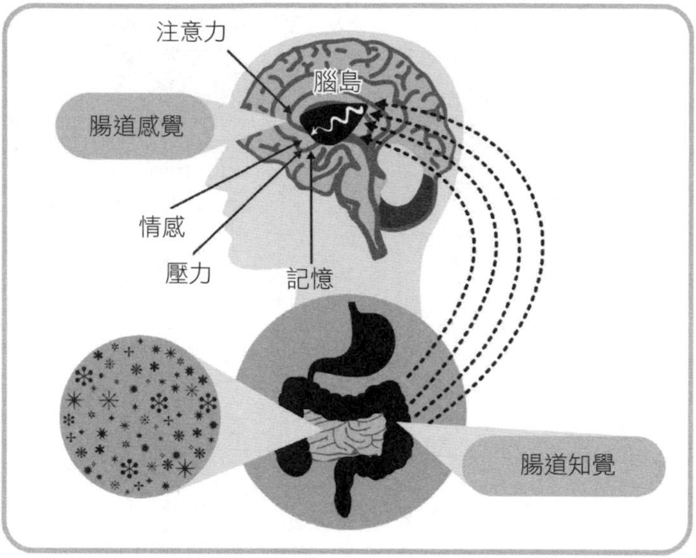

圖六：大腦如何由腸道知覺建構腸道感覺

出自腸道與腸道菌叢的訊息，包括化學、免疫和機械訊息，都由腸壁中大量的受體編碼後，透過神經管道（尤其是迷走神經）和血液傳送至大腦。這種原始格式的資訊在大腦島葉皮質後方被接收，然後連同大腦的許多其他系統做處理與整合。我們只會感覺到這些資訊之中的一小部分，那就是我們的腸道感覺。雖然腸道感覺起源於腸道，卻是由許多其他影響整合產生的，包括記憶、注意力和情感。

因素的影響，包括基因、早年生活經歷的品質與性質、目前的情緒狀態（你愈焦慮，突顯性的標準愈低）、你對身體感受的留意程度，以及與一生情緒起伏那些時刻有關的大量記憶。但請記得，以源於消化系統的訊息而言，在大多數時間裡，我們並沒有意識到突顯系統在運作。每天有數兆感官訊息來自於你的腸道，並在大腦內的突顯網絡中處理，大多數的訊息都不會引起你的注意，它們隱身在表面之下，安分地滲入你的潛意識中。

大腦的突顯系統如何決定哪些訊息變成意識得到的腸道感覺呢？大腦突顯系統的中心樞紐「腦島皮質」，在這個過程中扮演關鍵的角色。「腦島」（insula，又稱島葉）一詞，來自於它是位於顳葉皮質（temporal cortex）下方的「隱藏的島嶼」。有人根據神經科學家克雷格提出的嶄新概念與豐富的科學數據，提出一個理論，認為我們大腦中這個隱藏島嶼的不同區域，在進行記錄、處理、評估、回應內在體感資訊等任務時，各有其作用。對於大腦如何處理這個龐大任務，我們目前的理解是，首先，大腦最底部區域（也就是腦幹）的神經核網絡，會進行編碼，呈現出身體的初始影像。多數訊息會再由此出發抵達腦島皮質的後方。在那裡，我們看到的影像就像是一張模糊的、肉眼看不見的黑白照片，它反映出我們體內每個細胞的狀態。

事實上，大腦對我們怎麼看待這些資訊並不感興趣，所以這個原始影像不是用來給我們看的，這些資訊的目的是，方便大腦對產生該資訊的身體部位——例如此處指的腸胃道——進行穩定的例行性回饋。理論上，美國國家安全局處理資訊的方式也是這樣的。在完美的狀況下，除非有些什麼超過警戒門檻，提醒安全情報人員去仔細檢查某人的電話、網路與旅行模式，否則沒有人能得取得安全局儲存的任何資訊。

接著，大腦腦島的影像會被精緻化、編輯和上色，就像電影拍完後，男女演員的頭像經過修圖過程一樣。克雷格指出，這種身體內在體感影像的不斷再製，好比是專業攝影的流程。攝影師用 Photoshop 來修圖，大腦則是用情感、認知與注意力工具，以及先前經驗的記憶資料庫，來提高影像的畫質和突顯性。隨著編輯工作的進行，大腦的注意力網絡參與度會逐漸增加，使得我們更加意識到該影像，並把它跟「動機狀態」（motivational states）——也就是因產生的感覺而去做某事的動力——做連結。送往大腦的臟器感覺和味覺經驗，就是來到這裡，讓你產生吃或排空、休息或跑、節省能量或消耗能量等需求。一旦這個過程到達腦島皮質的前方，該影像已具備有意識的情緒感覺的所有特性，這些感覺能表達你全身的狀態，並且跟我們的自我感覺相連：感覺良好、噁心、口渴、飢餓、放鬆，或者不太舒服。從神經生物學的角度來看，這些是我們真正的腸道感覺。儘管腦島在這個過程中扮演要角，但請記得，腦島無法獨立處理這項非凡的任務，它需要與大腦內在體感網絡的其他部位密切互動才能做到。這個網絡還包括了腦幹中的數個神經核，和大腦皮質的不同區域。

大腦如何處理我們一生中累積的無數腸道感覺呢？進化造就的這種資訊收集與處理系統複雜得驚人，卻只是把收集到的資訊棄之不用，似乎沒什麼道理。每個人的腸道感覺資料庫，有關於我們一年三百六十五天、分分秒秒收集到的個人與突顯資訊。目前科學界的想法是，這種資訊儲存在飛速增加的資料庫中，很類似公司與政府機構建立的資料收集系統。我們大腦收集到的資訊是高度個人化的經驗、我們的動機驅力，以及對這些經驗的情緒反應。大腦從我們出生，甚至在子宮時，就已經開始收集這些資訊。儘管大多數人很少注意到這個過程或去思考它的含意，不過我們將看到，根據腸道感覺而做出的決定受此影響有多深。

儲存下來的這些資訊，代表了我們一生中所經歷的無數正負面情緒狀態。情緒記憶可能跟我們做決定後所經歷的負面結果有關，例如我在馬納里那次劇烈的腹痛和不適。這個資料庫存下了我們肚子在工作面試前的緊張感，或是在憤怒或失望時，肚子像是打了結的感覺。這類的標記也可能跟美食帶來的愉悅感、戀愛時的激情，或被賦予權力時的感受等產生關聯。

個別差異

假設你是某實驗的受試者，該實驗的目的是了解內在體感和情緒智商之間的關係。你躺在大腦掃描儀上，戴上耳機，把左手中指放在監測心跳的面板上。你的右手放在另一個有兩個按鈕的面板上。掃描儀監測你的大腦活動時，你會在耳機中聽到好幾次的連續十聲嗶嗶聲。每十聲嗶嗶聲後會有一次暫停，並要求你做出選擇：如果你覺得嗶嗶聲與你的心跳一致，請按下某按鈕；如果你認為嗶嗶聲與你的心跳不同步，請按下另一個按鈕。你會聽到這些嗶嗶聲重覆播放，有時會同步，有時則不同步。你能辨別出差異嗎？

九名女性和八名男性在數年前進行此實驗時，其中四名受試者對於嗶嗶聲是否與自己的脈搏同步非常有信心。他們每次都可以準確感受到差異。兩名受試者則毫無頭緒，他們從來沒有一次知道脈搏是否與其同步，只能隨機猜測。其他人則落在兩者之間。

腦部掃描顯示，所有受試者大腦都有好幾個區域出現明顯的活動，尤其是右額葉腦島區域。那些最能準確追蹤自己心跳的人，這個區域的活動也最為活躍。最重要的是，在標準化問卷中，這些人同理心程度的得分也是最高的。所以，你愈能追蹤自己的心跳，就愈能體會各種人類情緒和腸道感覺。愈能察覺到自己內臟的狀態，就愈善體人意。雖然這項研究著重於心臟的知覺，但它無疑也適用於腸道知覺的意識。

早期發育

腸道感覺與道德直覺有個跟食物相關的有趣起源。飢餓是與生存息息相關的早期情緒，它是你日後經歷的各種腸道感覺的基礎，包括你判別是非的感覺。

我說個故事來解釋吧。我和內人最近某週末招待了一些好朋友到家裡作客，同行的還有他們成年的女兒，和七個月大、整天咿咿呀呀的孫女萊拉。寶寶萊拉大部分時間都很高興，但只要肚子餓、覺得累或想睡覺的時候，她的微笑和明顯的好心情就會中斷。我們知道，人在七個月大時腸腦軸線仍在發育中，尤其是在全腦發育和突顯網絡方面。此外，在三歲之前，腸道菌也還未建立完成。然而，萊拉的初始突顯網絡能理解與飢餓相關的腸道感覺，促使她嚎啕大哭起來——此舉能讓她得到自己想要的牛奶。一旦吃飽，萊拉原本負面的腸道感覺很快就被另一腸道感覺（飽足感）引發的舒服和愉悅感取代掉了。

我想講的是，跟飢餓相關的腸道感覺構成了你對世界上什麼是好、什麼是壞的最初訊息，而且自從你呱呱墜地起就會產生這種感覺。空腹的腸道感覺可能是新生兒第一個負面情緒的樣本（proto-emotion），使嬰兒對食物產生無法控制的渴望。同樣的，喝完充滿益菌生與益生菌的母乳後，得到的飽足感，很可能是最早體驗到的愉悅感之一。其他正面的腸道感覺還包括母親的輕柔撫觸（內在體感的一部分）、溫暖及舒緩的聲音。

從腸道發送到大腦的訊息，亦即腸道知覺，對這些早年的經驗，乃至於你辨別好壞的能力，扮演重要的角色。空腹時分泌荷爾蒙飢餓肽，會引發迫切的飢餓感。這種感覺伴隨著強烈的動機驅力，將成為其他負面感覺的基礎。

腸道感覺也可以與正面的感覺連結，例如好好吃一頓飯後飽足的溫暖感、練習腹式呼吸時的愉悅感，又或者聞到家族甜點店中的巧克力香氣時肚子愉快的感覺。

在嬰兒時期不斷經歷的飽足感或飢餓感（或者說，好的或壞的感覺），可能為是非對錯的道德判斷奠定了基礎，在將來演化成你的腸道感覺。換句話說，你的腸道記錄了你在嬰兒時期需求被滿足或不滿足的程度。一個在嬰兒床裡哭了一小時的飢餓寶寶，跟那個很快被抱起來、摟在懷裡餵食的嬰兒，看待這個世界的方式會非常不同。因此，你最早年的腸道感覺將成為「世界是什麼樣子，以及我必須做什麼才能生存下來」的模型。

佛洛伊德憑借著自己的直覺，對基本動機力（primary motivational forces）發展出一套實務的理解。這位偉大的精神病學家把人類的心理與性格發展，跟嬰兒對消化道出入口的迷戀建立起關聯性，也就是他著名的心理發展口腔期與肛門期。但佛洛伊德遺漏了「感覺」的關鍵來源——「感覺」是大腦根據來自整個消化道與腸道菌叢的感官資訊建構出來的——這點是我們現在才開始了解的事。

大量的腸道菌如何幫你產生好或壞的早期感覺呢？回想一下，你的身體是數兆微生物的宿主，這些微生物超過你身體所有細胞的總和。它們無所不在——寄居在你的皮膚、齒縫、唾液與胃部，以及跟腸道感覺最相關的腸胃道中。你腸內有超過一千種微生物，它們在各種層次上跟你的大腦交談。

針對三歲前腸道菌生態發展的新研究證據，可以讓我們做出有趣的推測。從動物研究可看出，腸道菌對全世界嬰兒的情緒狀態與發展都有影響，包含哭泣和牙牙說話等。

腸道菌是如何產生影響的呢？其中一個方式是母乳。母乳成分有類似鎮靜安眠劑煩寧的效果。所有嬰兒體內的腸道菌都能充分代謝母乳中的複合碳水化合物，而其中最適合這項任務的腸道菌之一，是能夠產生代謝物GABA的乳桿菌特定菌株。GABA這種物質跟緩解焦慮的煩寧，作用在相同的大腦受體上。腸道菌透過製造內生性的煩寧，協助緩和寶寶大腦中的情緒產生系統，並且緩和寶寶的飢餓痛（hunger pangs），讓他們感覺愉快。

人類母乳含有的複合醣分子，不僅是嬰兒建立腸道菌相的必要物質，還能讓寶寶在接受哺乳時產生幸福感。當剛出生的老鼠被餵食糖水時，牠們腸道與口中的甜味受體會產生知覺，該知覺經過大腦處理後，會促使內生性類鴉片分子（opioid molecules）釋出，降低對疼痛的敏感度，而且可能使嚙齒動物產生愉快的感覺。人類嬰兒很可能也是如此。

什麼讓人類大腦獨一無二

如果談到是什麼讓人類如此特別，你會聽到很多理論，像下述這些：我們能直立行走；我們拇指的彎曲方向與其他四指是相對的；我們有巨大的腦部；我們有語言；我們位於食物鏈的頂端。不過，跟我們討論的腸道感覺與直覺決策最相關的，則是下面要講的大腦的這兩個特徵。

腦島前部和與它緊密相連的前額葉皮質區，是突顯網絡的中心，也是產生和存取我們腸道感覺的地方，其大小與複雜度使得我們與其他物種截然不同。以前腦島的相對大小而言，最接近我們的動物是猿類近親（尤其是某些大猩猩），其次是鯨魚、海豚和大象。這些動物的大腦都是出了名的具備強大情感、社交與認知能力，因而很自然的在動物星球頻道上享有高人氣。

然而，人類大腦還有另一個你可能從未聽過的獨特之處。你的腦島前部右側及其相關結構中，有一種其他動物（巨猿、大象、海豚和鯨魚除外）都沒有的特殊細胞類型，稱為馮伊考諾摩神經元（von Economo neurons，簡稱ＶＥＮｓ），這個名字來自於一九二五年第一次觀察到它們的科學家馮伊考諾摩。這些巨大且高度相連的神經元，讓你能夠迅速做出直覺判斷。

你可以迅速做出判斷，是因為大腦中有這些馮伊考諾摩神經元。不過說得簡單一點，我們姑且稱之為「直覺細胞」好了。在你出生前幾週，大腦就出現了非常少量的直覺細胞。研究顯示，你出生時可能約有兩萬八千個直覺細胞，四歲時則約有十八萬四千個，等到成年，你大概會有十九萬三千個直覺細胞，而成年人猿的直覺細胞一般僅有七千個。

右腦的直覺細胞數量較多。腦島前部右側比左側多了三十%。直覺細胞的功能似乎是把訊息從突顯網絡快速傳遞到大腦的其他部位。直覺細胞內有大腦化學物質的受體，這些化學物質涉及社交連結、不確定條件下的報償期待、偵測危險等功能；除此之外，直覺細胞內還有腸道訊息傳遞分子（如血清素）的受體——這些全都是直覺的成分。當你玩二十一點覺得自己的手氣快翻盤時，就是這些細胞正在發揮作用。

加州理工學院的神經科學家，也是馮伊考諾摩神經元研究的引領者約翰．奧爾曼（John Allman）說，遇見一個人時，你對那個人是如何思考的、有些什麼感覺，會產生出一套心智模型（mental model）。你靠著自己的腸道感覺、刻板印象與潛意識感知的資料庫，對那個人做出初步而快速的直覺評價；要等到數秒、數小時或數年後，思考過的判斷才會慢慢出現。我們現在知道，你在迅速做決定時，腦島前部以及前扣帶皮質都是活躍的。你在經歷疼痛、恐懼、噁心或許多社交情緒時，這些區域也是活躍的。當你認為某事很有趣的時候，同樣也是這些細胞發揮作用，可能是根據情勢變化而重新校準你的直覺判斷，幽默有助於消除不確定性、緩解緊張、產生信任，並且促進社會連結。

一般相信，生活在複雜社會組織中的哺乳動物，會演化出涉及馮伊考諾摩神經元的快速溝通系統，可能是為了方便其透過源於腸道的決策制定，迅速做出反應，適應快速變化的社會情況。理論認為，馮伊考諾摩神經元對於產生社交行為、直覺與同理心有其作用，因此這些神經元的異常可能導致泛自閉症障礙的生理病徵，包括造成患者同理與社交互動的能力受損。雖然目前沒有直接的科學證據支持這種推測，但我們可以想見，大腦中馮伊考諾摩神經元系統的發育，跟生命最初幾年腸道菌叢的組成與功能有關，包括它們傳送至大腦的訊息。腸腦溝通模式的改變，一直以來被認為跟某些形式的自閉症有關，而最近以老鼠模式所做的自閉症相關實驗，已確定變化後的腸道菌發送訊息至大腦的模式，是這些老鼠類自閉行為的潛在機制。

動物有感覺嗎？

身為人類，我們認為自己的社交情緒，如尷尬、罪惡感、羞恥和自豪等情緒是理所當然的，並且認為動物一定也跟我們有相同的感覺，尤其是那些跟我們生活在一起的動物。愛狗人士信誓旦旦的說，他們的犬類朋友跟人類一樣，也會經歷羞恥、嫉妒、憤怒和情感等情緒。

然而，嚴格說來，按照大腦的結構，動物是沒有能力體驗這些情緒的，牠們大腦的設計就是不能。人類因前腦島與大腦其他皮質區（尤其是前額葉皮質區）互動而產生有自覺的情緒，這是人類所獨有的。狗也有腦島，但牠們的額葉部分非常基本。牠們體內所產生的感覺，包括來自腸道的感覺，都在大腦底部與皮質下的情緒中心做整合，而非在腦島前部。狗和其他寵物明顯有情緒反應，卻沒有自覺，所以無論牠們的情緒表達多麼像人類，牠們跟你並不在同一個層次上，即使你很難接受這點。

建構你個人的搜尋引擎

我們對那些情緒時刻的記憶，可以被想像成是存在大腦裡的迷你 YouTube 影片。這些影片不僅有任一特定時刻的影像，還包含相關的情緒、生理狀態、引起注意與動機的要素。我們不太會記得這些事件的日期或具體情況，但我們大腦的微型伺服器中存著數十億的這類影片（或稱軀體標記），並以動機狀態加上註解或連結：負面標記與不愉快的感覺以及想迴避的動機驅力相關，而正面標記則與幸福感以及想尋求它的動機行為相關。

當我們根據腸道感覺做決定時，大腦會像搜尋引擎一樣，取用腦中大量情緒時刻的影像庫。換句話說，你不必刻意花時間去思考自己的每個決定可能會有哪些正反面後果。在需要採取行動的時候，大腦會根據你人生中面對其他類似情況時發生了什麼事的情緒記憶，來預測某種反應會讓你產生什麼感覺。於是，這種大略的過程可以引導你離開焦慮、痛苦、生病、悲傷等可能令你不快的反應，然後向感到自在、快樂、受到關愛時的記憶靠攏。除了可以讓你更快做出決定以外，這個機制能讓你從過去的經驗中獲益，免除掉再經歷一次的心理負擔。如果你得不斷回顧且重溫痛苦或不愉快的經歷，你早就發狂了。

女性的直覺

就我面對病患的經驗而言，許多女性似乎比男性更善於傾聽自己的腸道感覺，並做出直覺的決定。情緒處理與慢性疼痛病症普遍性的性別相關差異，已引起愈來愈多人的興趣，因此美國國家衛生研究院資助了一系列研究，目的正是為了辨別大腦對疼痛與情緒刺激反應的性別相關差異。

由於政治考量與方便性等原因，這類男女之間生理差異的研究一直以來都相當受到忽略，因為人們自動假設女性大腦對這類刺激與藥物的反應，應該跟男性大腦相同。然而，我們小組與其他研究人員的研究顯示，針對腹部疼痛等生理感受，以及悲傷、害怕等情緒感受，女性大腦的突顯系統與情緒喚起系統，通常較男性敏感。這些差異的可能解釋或許是女性必須儲存月經、懷孕與生產等生理痛苦或不舒服狀態的記憶。女性預期潛在的痛苦經驗即將到來時，大腦能遵循的軀體標記更廣泛，她們的突顯系統得到這類記憶的輸入可能比男性系統多。

根據腸道感覺做出的決定一定是正確的嗎？

如果我們對於腸道感覺的理解或對其合理的推測屬實，那麼源於腸道感覺的決定應該都是最好的決定，對吧？

是，也不是。雖然腸道經驗可能比我們所想的更有根據，是從親身經驗學來的知識，但它也很容易被外部影響所左右，例如創傷經驗、情緒障礙與廣告訊息。

舉例來說，電視節目充滿了直接針對你腸道感覺所設計的廣告，無論目的是要說服你吃漢堡、進行瘦身或服用藥物。這些設計精巧的廣告透過圖像呈現吸引你的注意力，包括隱含的獎勵承諾，輕而易舉地嵌入你存放腸道感覺與經驗的資料庫。

以某品牌花生醬的廣告標語為例：「挑剔的媽媽選吉夫（Jif）。」就孩子的健康而言，挑剔是多數父母會有的腸道感覺，而且這麼做是值得贊許的。廣告商與其他影響來源利用你很忙的這個事實，劫持這種基本的腸道感覺。你可能會合併且簡化訊息——「對於選給孩子的食物很挑剔」這個發自腸道的慾望，在大腦中與「挑剔的媽媽選吉夫」的廣告標語結合，形成了「選擇吉夫牌花生醬」的命令，還誤以為這是你的腸道感覺。所以，問題不在於你是否可以信任自己的腸道感覺，而是如何學會準確判別你真正的腸道感覺。大腦迴路演化出能夠做出來自腸道、立即的直覺決定，讓你能夠生活在複雜的社會當中，處理各種狀況，但你今天面臨的挑戰是，如何運用腸道來認清哪些東西對自己有意義。

我們能靠著腸道感覺做出預測與決定，這是演化過程中的副產品；在充滿危及性命情境的危險世界中，一個傾向於假設負面結果很可能出現的系統，對生存有顯著的益處。然而，這樣的系統在今日多數已開發地區已經變得不再適用。危及性命的有形威脅，如今大多已被日常的心理壓力所取代，結果我們負面傾向的腸道決定，現在卻讓我們變得不快樂，並且對健康帶來不良影響。

法蘭克的故事就是現成的好例子。法蘭克每次跟客戶去開午餐會議時都心不甘情不願，因為他的大腦對於不熟悉的餐廳會發生什麼事情的預測，每次都讓他感到無比焦慮，並且讓他產生相關的腸胃症狀，使他無法專注於會議。這種現象被稱為「災難化」（catastrophizing），意思是大腦做出（錯誤的）腸道感覺預測，認為會發生最糟糕的結果（在這裡是指嚴重的消化道症狀）。法蘭克一知道又有新的午餐會議，他對在餐廳裡會發生什麼事的負面直覺預測就會出現，使他無法理性評估情況。災難化也是憂鬱症與慢性疼痛患者常有的特性。他們的注意力已縮小到只專注於負面刺激。有些患者的狀況已經嚴重到完全沒有能力去做出對自己有益的腸道感覺判斷。

我們如何做決定

買葡萄酒有三種策略，端看你是採取哪種決策策略。

第一種是線性理性型，他們會根據自己在品酒課上學到的知識（特定葡萄品種的最佳年份、添加的糖量、酒齡等等），或閱讀知名葡萄酒大師發表的通訊報來做決定。另一種是，腸道知覺的專家，他們會依自己天生或經過訓練的能力，以聞嗅和品嚐到特定葡萄酒中多得驚人的各種風味與香氣（從巧克力香、覆盆莓香到肉桂香）來做決定。最後，則是直覺型，也就是腸道感覺的專家，他們用的是畢生累積、跟攝取葡萄酒相關的大量情緒記憶。這些記憶可能包括在托斯卡尼或普羅旺斯小鎮度過的愉快時光，或跟好友共享美食、啜飲簡單紅酒的回憶。回憶中可能還有周圍薰衣草田的香氣，以及那場把每個人從室外餐廳趕進室內的暴風雨。在這些愉快經驗中產生並儲存的腸道感覺，不僅包含了酒的實際味道（腸道知覺），還有整個情境（美麗的風景）和感覺狀態（放鬆、快樂或戀愛）。

這三種類型的人在決定購買哪種葡萄酒時，理性型會上網仔細搜尋，以邏輯衡量價格、年份與其他關於該瓶酒的資訊。感官專家可能到品酒室去挖掘風味與香氣完美交融的酒。而直覺型的人主要會受到自己對該葡萄酒產地的記憶，或是自己跟好友共享某瓶酒的場合記憶所影響。

由夢境一窺腸道感覺

如果你看得到自己生活的紀錄片，影片內容是由一部部以腸道感覺為基礎的獨立短片拼接而成，你可能會看到一部迷人且高度個人化、色彩鮮艷的傳記片。

但這種事只存在於想像之中，那我們可以如何一窺自己心中的影像庫呢？清醒時，我們總是忙著應付周遭充滿挑戰的世界，此時觀看自己的情緒影片會極度讓人分心。觀看這部影片比較合理的時間是晚上，當我們不再因工作、家庭或朋友而分心的時候。此時我們的身體暫時離線，即使面對最可怕的場景也不會動。事實上，那正是這部情緒大片播出的時間——我們睡覺的時候，或者更明確的說，當我們沉浸在夢鄉的時候。

做夢經常像是在看電影，任何記得自己夢境的人都會同意，人類大腦是最出色的電影導演。一般認為，最生動的夢境發生在睡眠期間中的快速動眼期（ＲＥＭ）。在快速動眼期，你的呼吸會變得比較快、淺且不規則，眼球會朝各個方向快速轉動，大腦在此時會變得非常活躍。這時較常放映跟個人相關度特別高的電影，並以色彩較鮮明、情感較豐富的形式出現。

睡眠受試者的大腦成像研究證明，快速動眼期活躍的大腦區域，包括我們所熟悉的腦島突顯網絡區域、扣帶皮質區，以及幾個情緒生成的區域，包括杏仁核與跟記憶相關的區域，如海馬迴和眼眶前額葉皮質（orbitofrontal cortex），以及經歷這些影像必要的大腦區域如視覺皮質（visual cortex）。同時，跟認知控制與知覺意識有關的大腦區域，包括前額葉皮質和頂葉皮質（parietal cortex），以及控制自主運動的區域，都停止運作了。你形同癱瘓。如此一來，我們就可以體驗未經審查的電影版本，而不用擔心在夢境中想逃跑或往某人的臉揮拳時，會掉下自己的床。除非你有罕見的睡眠障礙，否則你不會做出夢境中的動作。

有趣的是，當我們的身體運動在睡眠期間被關掉時，腸腦菌軸卻比其他任何時候都還要活躍。移行性複合運動（也稱為掃蕩排空運動）——本書第二章討論過的強烈收縮與腸胃道分泌，在我們的腸胃道沒有食物的狀態下，每九十分鐘發生一次——在睡眠期間會完全啟動，並且大幅改變腸道菌的環境（很可能還有它們的代謝活動）。根據我們今天所知，這些收縮波很可能跟腸道許多訊息傳遞分子的釋出，以及將這些訊息分子透過許多腸腦溝通管道送至大腦有關。雖然沒有人做過科學研究證實，腸道及腸道菌對大腦如此猛烈發出訊息，以及所有在此過程中釋出的神經活性物質，對我們夢境的情感色彩有無影響，但如果真有影響，我一點也不會覺得意外。

為什麼做夢很重要？有一個理論是，在快速動眼期做夢有助於整合並鞏固我們情緒記憶的各層面。我將在後文討論，分析夢境是接觸並學習相信自己腸道感覺的方式之一。關於夢的作用和重要性還有許多其他假設，不過夢的其中一個功能是鞏固我們白天以腸道感覺累積的情緒記憶，這個想法符合目前這個領域收集到的大部分科學數據。舉例來說，最近一些有趣的研究結果顯示，腸腦軸線和可能來自腸道菌叢的訊息，對於調節快速動眼期的睡眠與做夢狀態有重要的影響。所以，下次你睡前才用餐，或半夜起來翻冰箱時，可能得想想，這將不經意對你夜間的電影播放，以及內部資料庫的更新產生影響！

四分之一個世紀前，當我因必須決定自己的人生方向而感到不知所措時，我很慶幸自己曾接觸過幾年的榮格精神分析。卡爾・古斯塔夫・榮格（Carl Gustav Jung）是瑞士蘇黎世波克羅次立（Burghölzli）精神專科醫院著名的精神科醫師，可說是當代的佛洛伊德。他是分析心理學的創始人。分析心理學是詳盡概念化的一支心理學分支，核心概念包含共有的潛意識（集體潛意識），先天的潛意識意象模式（所謂的原型〔archetypes〕，會引導我們的行為），以及將相對的心理傾向進行整合的心理過程（例如整合內向與外向傾向）。

榮格認為，分析夢境是一窺人類潛意識的關鍵策略。我現在看來，了解我們的潛意識，跟接觸並學會信任自己的腸道感覺有很大的關係。

雖然我一直覺得榮格分析夢境的相關著作非常有趣，但我似乎沒準備好要面對治療師每週一再重覆問我的問題——自上次會面以來，我做了什麼夢。我會開始接受治療，是想要治療師務實的幫助我為自己的未來做出最理性的決定，但他卻一直把我重新導回檢視自己的內心，要我去夢裡找答案。

每週到了要開車去面談治療的時候，我心裡都很害怕，因為我的日誌裡半個夢也沒有，會面時完全沒有東西可談。這種情形維持了數週之久。不過幾個月後，我記得的夢境不管是頻率、細節或強度都穩定增加了。我很訝異於自己每晚所觀賞的「內部電影」這麼好看，不論是故事情節或複雜度。其中最精細、讓我感受最強烈的夢，都是那些最具個人意義的夢境。無論有沒有治療師的陪伴，每天早上寫下夢境並思考這些夢的意義，讓我逐漸可以跟自己情緒記憶的內部資料庫連接，然後愈來愈相信，我在這些夢中反映出來的內在智慧能協助我做出重要的決定，而非依賴朋友與同事的建議。

分析夢境不是你跟腸道感覺產生連結的唯一方式，還有其他可以訓練自己傾聽腸道感覺的方法，它們不像榮格精神分析那樣既麻煩又昂貴。艾瑞克森催眠（Ericksonian hypnosis）是其中一種。米爾頓・艾瑞克森是著名的催眠治療師，他善於輪流為理性的意識腦（左腦），以及充滿智慧、無所不知的潛意識腦（右腦），訴說精心編排的催眠故事，讓病患進入催眠狀態。在誘導催眠的過程中，被催眠者將變得愈來愈相信自己潛意識的那部分，並且不再試著用理性的線性思考機制來控制事物。催眠不僅能夠快速有效的把大腦的注意焦點從向外轉換為內省模式（從而誘發催眠狀態），而且多接受幾次這種催眠，也能改變被催眠者在非催眠狀態時做重要決定的模式。一段時間以後，許多固定接受艾瑞克森催眠的人，會學會愈來愈信任自己的內在智慧，並依此做出決定。

腸道決策的重要性

我們日常對話中常用「腸道感覺」（gut feeling）來表示「直覺」，卻未意識到，有大量累積的科學證據證實了這個詞的生理基礎。腸腦對話的品質、準確度與暗藏的偏見，因人而異。有些腸道知覺會被準確地記錄下來，並以潛意識的方式重新播放，雖然它們很少進入我們的意識當中，但這種電影跟夢境一樣，對我們背景感覺的狀態可能有重要影響。另外，有些人似乎較為敏感，能意識到來自腸道的所有訊息。他們可能覺得自己的腸胃總是很敏感，也可能聽母親說過自己在嬰兒時期有腸絞痛的狀況。有些人學會跟這種過度敏感共處，並接受這是自己人格特質的一部分。他們會告訴你，他們對食物和藥物比較敏感，焦慮時會覺得肚子怪怪的。這群人當中還有一部分有腸躁症等常見的腸胃疾病，因為他們的大腦充滿了持續來自腸道的異常訊息流，還根據接收到的這些訊息產生不適當的腸道反應。

關注自己的腸道感覺，了解自己收藏的腸道記憶會對直覺決策造成怎樣的作用，並且記得，所有影響腸道菌的行為——無論是透過飲食或服藥——都可能影響我們的情緒以及對未來的預測，如此一來，我們就能充分運用腸腦菌軸的巨大潛力。

很奇怪的一點是，源自腸道的決策如此重要，卻沒有任何正式的機制來訓練和提升這個非凡的能力。我們沒在學校學過這件事，許多父母也不會告訴孩子要傾聽自己的腸道感覺（直覺），只是一味強調邏輯思考的重要性（這當然也是衝動青少年應該練習的寶貴技巧）。現代社會至高無上的教條假設這個世界是線性且可預測的，並要人們以此做出理性的決定；如果你掌握到的資訊夠多，就可以做出最好的決定。但我堅信，如果我們能更進一步了解直覺決策的生理基礎，並且接受它是值得投入的目標，值得人們投注心力來改善這項技能，我們就能著手採取許多策略，來改善我們未來直覺決策的能力和傾向。

第三部

如何強化腸腦健康

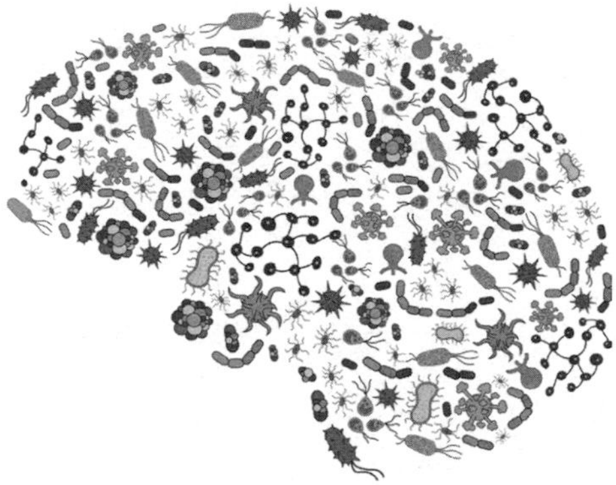

第八章　食物的角色：從狩獵採集者身上學到的事

在全世界各地，食物都是人類社會經驗的中心。節日時，我們圍坐在餐桌旁，聽著家人彼此交換故事，哈哈大笑。我們在晚餐聚會時認識新朋友，有時候還能發展出更進一步的關係。我們舉辦早餐會議、頒獎午宴、各自準備餐點帶到朋友家的晚餐聚會。人類生活的大小事，經常跟一起用餐脫不了關係。

現代社會的步調增快，我們的飲食習慣也隨之改變。我們從跟家人一起坐下來吃飯，到速食漢堡、冷凍食品、加工零食，甚至是一鍵就能點餐。過去數十年來，許多人都覺得深受其擾，認為做為我們生存重心的飲食模式已變得極不自然。抵制這種趨勢的行動為時已久且深具吸引力，紛紛表現在天然食物餐廳、農夫市集、慢食運動上，這顯示我們渴望找回因現代化而失去的種種，重新發掘什麼是好的、天然而健康的飲食。

該如何重新找回失去的那些？我們可以從建立科學知識開始。幾百萬年來，人類的消化系統、腸道菌和大腦共同演化，打造了我們找到、採收和準備對自己有益的食物，並避開不健康食物的本能。在如此漫長的時間裡，人類幾乎都是透過狩獵和採集而取得食物。最早期的狩獵採集飲食是否能引領我們走向正確的方向呢？

與此同時，我們必須記得，人類可藉由極其多樣化的飲食生存下來。從坦尚尼亞狩獵採集者手摘的植物塊莖、莓果與水果，到熱愛肉食的因紐特人（Inuit）獵食的海豹、鯨魚和獨角鯨，各地傳統文化世世代代以最豐富多樣的飲食模式成長茁壯。相對之下，農業社會的農民飲食則以小麥、玉米、稻米與其他雜糧，以及蔬菜和一些肉類，可能還有來自家畜的奶、起司與優格為主。人們因為能夠消化五花八門的東西，成功在極其多樣的氣候條件和環境中找到食物。

能有這項本事，一部分必須歸功於我們驚人的腸胃道及其與神經系統運算能力的連結。數百萬年的演化讓人類的腸道能夠完美的感覺、辨認我們吃下肚的一切，然後天衣無縫的將之編碼，以荷爾蒙和神經脈衝的形式發送到大腦的調節中樞。但正如我們在前文中所學到的，這很大一部分也要歸功於腸道菌叢，它們處理了我們小腸無法吸收的食物變數。整體說來，人類腸道菌叢有驚人的多樣性和非凡的適應性，而且經歷數百萬年的演化過程後，它們已成為我們的消化過程中不可或缺的一環。

在現在的北美，想避開非天然的飲食是很困難的一件事，我們的飲食中充滿甜味劑、乳化劑、調味劑和色素，以及多餘脂肪、添加糖和總是免不了的麩質，還有大量的卡路里。既然我們吃的食物能對腸道菌叢產生影響，那麼如果我們吃的是伴隨人類演化的那種飲食，腸道菌叢會是什麼樣子？人類古早的腸道菌相會告訴我們什麼？我們真的有可能知道那是什麼嗎？

事實上，可以。深入了解真正的古代飲食，甚至可以為這個永無休止的爭辯提供解答：到底什麼飲食對我們的身心健康最好？是高脂肪與高蛋白、低碳水化合物飲食？富含蔬果的雜食飲食？純素的維根飲食？還是兼具美味的地中海飲食？這也可以讓我們一窺那個大腦、腸道與腸道菌和睦共處的時代，洞悉人類演化而來要吃的飲食。

研究至今仍遵循史前生活方式的人們是方法之一，他們的飲食與我們身體數萬年來所吃的沒什麼太大不同。我說的是目前世上所剩無幾的原始農民或狩獵採集者——馬拉威農村人民和亞諾馬米人。

亞諾馬米人的飲食課

四十年前，一次很有趣的個人經驗讓我第一手觀察到亞諾馬米人和他們的飲食習慣。

那次旅程帶我跨越數千英哩，深入委內瑞拉叢林，抵達亞馬遜雨林奧利諾科河上游原始族人的家園。

二〇一三年，我參加在馬里蘭州貝塞斯達（Bethesda）舉辦的一場大型科學研討會，與會主題是腸道菌，意外的重溫了那場雨林經歷。該研討會的名稱為「人類腸道菌科學：未來的願景」。其中一個主講人是生態學家暨微生物學家多明格斯貝約（Maria Gloria Dominguez-Bello）。她是一位國際知名的科學家，曾發表過數篇指標性論文，討論分娩方式對新生兒腸道菌叢的影響。另外，她的研究團隊也曾發表論文，比較不同族群的腸道菌組成，包括美洲印第安人（南美洲發現的原住民）和居住在北美城市的人。

當我看到她第一張幻燈片上生活在奧利諾科河邊的原住民時，我簡直不敢相信自己的眼睛：這些矮小而美麗的人們，他們明顯的外觀特徵和僧人般的獨特髮型，瞬間讓我想起一九七二年的回憶。當時我很榮幸受邀成為某紀錄片製作人的攝影助理，前往亞諾馬米拍攝影片。當時我才大學一年級，沒想太久就決定休學一學期，展開這次獨特的冒險。

由於我當時根本不懂人類學或醫學，更不用提腸道菌叢了（當時針對腸道菌叢還未有充分的研究發現）。我會踏上那次旅程，純粹只是想要尋求冒險，還有覺得身為紀錄片製作團隊的一員很有意思。然而，為那次旅程做準備的時候，我學到了亞諾馬米飲食習慣的獨特之處：他們完全沒有鹽這種食品添加物。有好幾個研究都把亞諾馬米人幾乎沒有高血壓及其併發症的現象，歸功於他們的低鈉飲食。但涉足腸腦菌複雜對話的臨床實務和研究數十年後，我發現亞諾馬米飲食還有更多有趣之處，不僅影響他們的健康，更可能影響他們的心智與行為。

我提及這段個人經歷，是因為亞諾馬米人是目前世界上少數仍繼續像我們數萬年前的祖先一樣，依照史前生活方式過活的人。研究他們的飲食習慣和腸道菌相，能讓我們重返人類和微生物最初開始共生的時期。這項研究能提供線索，讓我們知道腸道菌如何演化，及其對我們今日的身心健康可能產生什麼結果。

我連同拍攝團隊的其他兩名成員，一起在亞諾馬米村莊裡住了兩個月。我有機會觀察並體驗他們的日常生活，包括他們如何採集、準備和食用食物。我看到也品嚐到他們的日常食物，經歷了他們各種獨特的情感行為，從父親與自己新生寶寶的親密互動、某次大型慶祝活動中儀式化的暴力格鬥，到目睹他們對另一個村莊發動戰爭前的準備工作。

一開始有一場冗長又嘈雜的見面儀式，整個村莊的人在儀式過程中摸遍了我們的頭、臉、胸膛和手臂；接著他們分配給我們每個人一張吊床，在那之後，村裡的人就幾乎不怎麼理會我們這群生活在他們之中的電影製作者了（只有孩子們例外，他們會想觸碰、把玩我們背包裡包括相機在內的所有東西）。這給了我們獨一無二的機會，去觀看並拍攝他們的日常活動、觀察他們的行為，尤其是覓食與採收的活動。

亞諾馬米人的覓食有嚴格的分工：男性獵捕鳥類、猴子、鹿、野豬和貘（都是身體脂肪極少的野生動物），狩獵占據他們高達六十%的時間。我們常看到幾名男性一大清早帶著弓箭離開聚落，並在那天稍晚帶著獵物回來。這些動物的肉基本上不是烘就是烤。因為他們不使用任何料理油或動物性脂肪，所以也不油炸。女性會把準備好的肉塊掛在家庭區域裡的一根桿子上，包括猴子的頭，蛇、青蛙、鳥的肉塊，以及許多大蕉（platanos，香蕉的一種）。

隨處可見一家子人成天啃著這些儲存的食物，而我也經常受邀一起享用食物。儘管森林中有豐富的野生動物，但動物製品僅占亞諾馬米人食物來源的一小部分。此外，嚮導告訴我們，亞諾馬米人從來不吃他們的家畜，家畜主要是被當成寵物來飼養；他們也不吃鳥蛋，鳥蛋只用於宗教目的和儀式。女性參與園藝，種植某種甘薯、大蕉和菸草。在族人進入森林覓食的遙遠路途中，我們跟隨著他們，拍攝他們採集幼蟲、白蟻、青蛙、蜂蜜和嫩苗的情景。亞諾馬米的男女都會到純淨的河水中抓魚。他們取得食物的過程需要大量的體能運動，包括長時間行走和跑步穿越雨林。在這種炎熱潮濕的環境中，要跟上他們的步伐並非易事。

亞諾馬米家庭仰賴豐富多樣的森林生態維生，而這種環境的高多樣性也反映在他們腸道菌相的多樣性上。除了以蔬果為主食外，他們還把大量的植物製品用於其他目的，包括從各種植物中提煉毒物，用來製作捕魚與狩獵用的致命箭頭。他們也攝取數百種不同的植物、莓果與種子，來做為飲食、藥物與迷幻用途。亞諾馬米人也製作發酵食品，這為他們提供了自然的菌叢來源。我們曾目睹一群亞諾馬米人在獨木舟內把大量的大蕉碾成果泥，讓這些漿狀物自然發酵成酒精飲料。他們的男性會大量飲用這種飲料，而這種飲料也對他們的行為產生明顯的影響。或許亞諾馬米人經過數世紀以來不斷嘗試錯誤後，對於食物和藥用植物的化合物如何提供特定訊息，對大腦和腸道造成影響，已經有了一些心得。

總體來說，亞諾馬米人的飲食富含植物性食物，偶爾會補充一些肉類。但當今北美地區供應的肉品大都是加工肉品，以及富含脂肪的牛肉和豬肉；亞諾馬米人吃的肉不同，這些肉來自野生、精瘦的健康動物。亞諾馬米人居住之處跟占據當今書架與電視廣播的那些營養大師有千里之遙，但他們的飲食——富含蔬果，偶爾吃點魚和瘦肉，不吃任何添加物或防腐劑——卻符合麥可．波倫（Michael Pollan）在《雜食者的兩難》（*The Omnivore's Dilemma*）一書中所說的：只吃食物，不要吃太多，大部分吃植物。

我不是要建議你成為狩獵採集者，也不認為為了達到最佳健康狀態，我們都應該改吃舊石器時代的飲食。這些原住民生來體型矮小（適合他們在森林中狩獵採集的生活），他們的平均壽命跟我們差得遠了，因戰爭和受傷而死亡的比例也相當高。然而，觀察他們的生活方式確實提供了一個獨一無二的機會，讓我們了解到，對於促進人體健康，飲食與腸道菌兩者有著密不可分的影響。

北美飲食對你的腸道菌有害嗎？

富含各種植物性食物且搭配少量肉類的精瘦飲食，對我們腸道菌叢的健康有幫助嗎？現代的北美飲食是否害得人類腸道菌叢的狀態變糟了？最近這幾年，科學家們開始尋找這些問題的答案。

幾年前，譚雅．亞茲聶克（Tanya Yatsunenko）、多明格斯貝約和一群傑出的腸道菌專家，在華盛頓大學（Washington University）傑夫瑞．戈登（Jeffrey Gordon）的帶領下，評估了跟亞諾馬米人居住在同一地區的亞馬遜原住民瓜西波人（Guahibos）、非洲南部國家馬拉威農村人民，以及北美城市居民的腸道菌組成。研究人員使用的是名為「總體基因體學」（metagenomics）的現代研究法：他們從糞便樣本中分離出所有的腸道菌，純化它們的遺傳物質（DNA），然後使用自動化分析技術來一一辨認出所有的細菌基因。靠著這種技術，他們發現，來自南美洲印第安人和馬拉威農村人民的腸道菌叢，是由類似的微生物混合組成，跟北美人的微生物組合非常不同。這些發現乍看之下並不太令人驚訝，因為我們和這些地理與文化環境迥異的原始居民，不論在生活模式和飲食習慣上，都有很大的不同。

但是，馬拉威村民和南美洲印地安人的基因並不相同，所在的熱帶環境也天差地遠——亞馬遜雨林全年氣候相當恆定，而馬拉威的熱帶莽原則有明顯的雨季和旱季——那麼，他們腸道菌的相似性是由什麼造成的呢？原來，這兩個傳統社會的飲食頗為相似，他們都食用各式各樣的植物性食物，偶爾食用自己捕獵到的動物身上的瘦肉。

事實上，馬拉威村民和南美洲印第安人的腸道中類似的微生物模式，是高植物和低動物性製品飲食者的標準特色：厚壁菌門相對於擬桿菌門的比例較低，而且擬桿菌門中的普雷沃氏菌屬（Prevotella）與擬桿菌屬的比例較高。針對西非布幾納法索農村地區與義大利佛羅倫斯的兒童，以及坦尚尼亞東部裂谷地區的哈札人（Hadza，為狩獵採集者）與義大利波隆那的成年人進行比較的其他研究，也都證實了這些重大發現。

然而，這三組之間的差異不只是特定腸道菌的豐富度。更令人擔心的是，他們的研究發現，與過著史前生活模式的人相比，典型北美飲食者的腸道菌多樣性少了將近三分之一。我要提一下另一件同樣讓人憂心的事：我們腸道生態系統的巨大變化，跟地球自一九七〇年以來生物多樣性減少近三分之二的情況相仿，而其中大部分發生在亞馬遜雨林，也就是亞諾馬米人的居住地。不幸的是，不只亞熱帶雨林中的動植物多樣性降低了，世界各地的生物多樣性都有同樣的狀況，而且生態學家已為此開發出巧妙的數學模型，來呈現這對各生態系統造成了哪些影響。生物多樣性減少，影響了珊瑚礁上的海洋生物，也影響了北美的蜜蜂和帝王蝶。生態學家研究我們周遭凋零的生態系統所獲得的見解，可以被用來了解我們腸道內生物多樣性降低的後果嗎？正如大自然中較豐富的多樣性能造就較強的復原力，宿主體內微生物種及其代謝物的多樣性與豐富性，也與宿主在面對感染、抗生素、變動的營養供應、致癌化學物質與慢性壓力時，擁有較高的復原力有關。

並不是每個居住在北美洲的人都吃這種典型的地區型飲食。素食者跟這種主要以農業與史前飲食維生的社會一樣，攝取較少的飽和脂肪和膽固醇，以及較多的蔬果、全穀物、堅果、大豆製品、纖維和植化素（植物含有的天然化學物質）。有大量的科學證據顯示，這種多攝取植物性食物、少攝取動物成分（尤其是脂肪）的飲食對健康有顯著的益處。例如，許多研究已證明，吃素或純素飲食者出現肥胖、代謝症候群、冠狀動脈疾病、高血壓、中風的比例較低，罹癌的風險也較低。但遺憾的是，目前針對這種飲食對大腦健康直接有益（也就是不僅表現在健康的體魄上）的相關證據仍十分有限。

亞茲聶克針對成年人腸道菌豐富度與多樣性差異的研究令人印象深刻，而同樣令人吃驚的是研究人員發現，南美洲印第安人、非洲馬拉威村民及北美城市居民之間腸道菌相的差異，不必然是成年後的生活方式造成的，彼此的差異在三歲前已經很明顯，而且一直延續到成年。在嬰兒接觸到成人不同的飲食差異前，是什麼造成了這種早年腸道菌的差異呢？

腸道菌的差異始於何處

食物對於腸道、大腦，以及這兩個重要器官的互動有著關鍵影響，而且這種密切的關係始於我們出生的那一刻。雖然成年後的我們都想擁有最佳的健康狀態，但亞茲聶克的研究結果提醒我們，不能忘記食物對腸道菌相最重要的某些影響，早在我們能自行決定要吃些什麼、選擇哪些益生菌前，就已經開始了。這些與食物相關的早年影響建立了我們成年後腸道菌多樣性與疾病復原力的基礎。這個早年程式設定過程中的錯誤，會增加我們發生各種健康問題的風險，例如肥胖、腸躁症等。除了在經過產道的過程中形成的原始腸道菌相，母親給予孩子哪些食物，也會產生關鍵的作用。美國康乃爾大學（Cornell University）微生物學家茹絲·萊伊（Ruth Ley）及其研究小組進行了一項研究，針對一名健康男嬰，從他出生至兩歲半之間、六十個不同時間點進行分析，研究結果突顯了早年飲食對他腸道菌叢的重要影響。

這個寶寶在前四個半月為全母乳哺育。萊伊和她的同事發現，他的微生物態有豐富菌種，主要是雙歧桿菌和一些乳桿菌，能幫助消化母乳中的碳水化合物。這點並不令人意外。不過，在這個寶寶喝到配方奶或吃進任何一口固體食物之前，能代謝植物中複合碳水化合物的普雷沃氏菌就已出現在他的腸道內。這意謂著寶寶的腸道菌叢在他吃進固體食物前就已做好準備。

男嬰的母親持續哺育母乳到他九個月大，接著他的父母分階段逐步搭配嬰兒食品（例如米糊、豌豆），然後才是一般食物。當男嬰一轉換成吃固體食物，他的腸道菌叢又轉變成適合發酵植物碳水化合物的菌叢了。

最初的幾個月中，居住在男嬰腸道的菌種相對較少，因此諸如發燒、飲食中加入豌豆、治療耳朵感染的抗生素藥物等事件，都會造成他的腸道菌叢落明顯波動。不過，他的腸道菌多樣性逐月增加，到了兩歲半時，腸道菌相已經趨於穩定，變得跟成人差不多了。

我們可以從這個研究與其他研究清楚得知，出生後的最初兩年半到三年間，形塑了我們終身的腸道菌相。這好比孩子的身體正在遴選交響樂團成員，每個腸道菌種負責演奏一種樂器。演奏者先進行試演，有一些被聘用了，有些則未受聘，許多成員座位仍然空著。不過，到了兩歲半的時候，樂團就會全員到齊，而且大多數演奏者將終身保有這個職位。這個樂團隨著環境條件與食物供應的不同，演奏出各種不同的曲目。

飲食打造寶寶的腸腦對話

近年來，隨著我們更了解大腦、腸道與腸道菌之間的關聯，我偶爾會想起委內瑞拉叢林中那個產下嬰兒的亞諾馬米少女。我有幾個星期的時間觀察她與新生兒的互動。我經常看到那個年輕媽媽用一條纏著胸腹並繞過肩膀的帶子，帶著她的寶寶，隨同村裡的其他婦女去採集食物，整天隨時哺乳。

她的寶寶看起來非常健康。根據我的觀察以及研究人員後來所得知的，那個寶寶的腸道及其腸道菌有了健康的開始，菌叢的豐富性和多樣性都很高。自出生起，這個女寶寶不僅接觸了自然環境中高度多樣的微生物，更接觸了她從母親那裡所得到、獨一無二的食物成分。

現在我們知道，提供給寶寶的食物，尤其是母乳，能幫助她的腸道一開始就充滿健康的微生物組合。請記住，母乳的成分主要取決於母親攝取的飲食。最近的研究顯示，哺乳母親的飲食組成，深深影響孩子日後得到代謝型疾病與肥胖症的風險，而且其中許多是嬰兒腸道菌叢早年的設定所導致。雖然媽媽們一直知道母乳是嬰兒的最佳食物，但母乳是如何促成身體健康的，最近的腸道菌科學才揭露了背後讓人意料之外的機制。除了兒童發育必須的所有營養素外，母乳還含有益菌生——能成為特定腸道菌叢食物的化合物。具體來說，益菌生含有寡糖（是一種由三到十個單醣分子聚合而成的複合碳水化合物），能選擇性地促進益菌生長，對於嬰兒腸道微生物群的形成不可或缺。這些碳水化合物被稱之為「母乳寡醣」（human milk oligosaccharides，HMO），是母乳的第三大成分，目前研究人員已發現超過一百五十種不同的寡糖分子。

關於寡醣，很有趣的一件事是，儘管人類腸道無法消化寡醣，但女性的身體仍然會製造寡醣。這些分子能抵抗嬰兒的胃酸，抵擋胰臟與小腸酵素的消化，以完整形式抵達小腸和結腸的末端（大多數腸道菌的居住之處）。寡醣到達目的地之後，就開始滋養益菌，尤其是那些能將它們部分分解為短鏈脂肪酸與其他代謝物的雙歧桿菌種。這些分解後的產物能打造出利於益菌的環境，不利潛在病原體生長。這有助於解釋為什麼未以母乳哺育的嬰兒，糞便中的雙歧桿菌較少。全球知名的加州大學戴維斯分校（University of California, Davis）的母乳成分專家大衛・米爾斯（David Mills）指出，寡糖是唯一一種專門演化來餵養嬰兒腸道菌叢的食物。顯然，演化是專門設計出這些分子，來協助嬰兒設定其腸道菌叢，同時提供保護、抵抗病原菌。這些分子達成此目的的方式之一是保持嬰兒腸道中雙歧桿菌（消化寡醣的專家）的優勢，以抑制潛在有害細菌的生長——因為這些益菌和害菌會爭奪有限的營養供給。此外，寡醣對病原體有直接的抗菌作用，這點反映在嬰兒較少受到細菌感染上。因此，當嬰兒腸道菌相的多樣性仍低（由有限的腸道菌叢數量與菌種組成），且尚未準備好有效對抗感染時，寡醣對健康嬰兒的腸道菌相發展非常必要，可暫時保護腸道不受感染。

演化讓幾乎是無菌的胎兒順利無縫接軌到充滿微生物的世界。先是透過母親陰道獨特的菌叢來為無菌的新生兒腸道接種，接著，借助母乳所含有的特定分子來促進腸道中相同的菌種增長，讓成長中的嬰兒有時間發展出自己獨特的菌叢組合。

我跟亞諾馬米人一起生活的那兩個月間，我看到媽媽們不僅哺餵嬰兒母乳，也餵幼兒母乳。事實上，他們餵孩子母乳長達三年的時間。他們跟許多其他傳統的狩獵採集社會一樣，在第一年後會在這種早期飲食中加入大蕉。在這段期間，孩子不僅腸道菌相正在形成，大腦也在發育中。大腦的發育會一直持續到青春期，不過出生後的前幾年特別關鍵。

母乳哺育是否能改變腸腦菌之間的對話，使得重要的大腦迴路與系統得以健康發展呢？

針對母乳哺育嬰兒的長期研究指出，答案是肯定的。一些縱向研究追蹤這些嬰兒至長大成人，讓科學家持續評測他們的認知能力與智力。這類研究人員數年來定期評測研究對象的研究，不但能呈現某特定過程如何發展，更重要的是還能展現其因果關係。針對母乳哺育嬰兒的縱向研究顯示，嬰兒接受母乳哺育的時間越長，大腦體積越大——這是與較佳的認知發展能力相關的特徵。

母乳哺育甚至能增進寶寶的情緒與社交發展。在德國萊比錫的馬克斯．普朗克人類認知和大腦科學研究所（Max Planck Institute for Human Cognitive and Brain Sciences），一個研究小組最近針對完全以母乳哺育至八個月大的嬰兒，以表情快樂或恐懼的人像，來測試寶寶從肢體語言中辨別情緒的能力。結果非常引人注目：受母乳哺育時間較長的嬰兒，更容易對快樂的肢體表情產生反應。識別快樂或憤怒等基本情緒的臉部表情與肢體語言，是寶寶情緒與社交發展的一項關鍵基礎工具。

母乳哺育是如何特別改變了負責學習這些技能的大腦區域呢？該德國研究結果顯示，是催產素造成的影響。輕柔的撫摸、哺乳，或營養素所引起的腸道知覺，種種感官刺激促使了大腦分泌催產素。不僅母親的大腦會分泌這種荷爾蒙（可刺激母乳分泌），嬰兒的大腦也會。催產素能增進歸屬感和情感關係，這意謂著哺乳過程中分泌的催產素能增進母子間的情感連結。後續的一項研究則指出，延長母乳哺育時間所產生的這種正面效果取決於嬰兒的基因組成，只有在催產素訊息傳遞系統有特定遺傳變異的嬰兒身上，才能看到這種效果。

雖然這些針對母乳哺育與情緒反應能力關係的研究本身很有趣，卻未談到是母乳哺育的哪一方面促使大腦分泌催產素。研究的主要作者托比亞斯．格羅斯曼（Tobias Grossmann）和他的同事寫到：「母乳哺育遠遠不只是在母親乳房上吃的一餐。」是因為母乳哺育使肢體接觸的時間延長，為嬰兒帶來了正面體驗？是口腔刺激（造成母親催產素的分泌）？或跟乳糖攝取有關（乳糖刺激大腦分泌類鴉片分子）？或是嬰兒腸道對於經常送來的母乳寡醣產生了代謝物，例如類似煩寧的胺基酸GABA，然後代謝物傳送訊息給大腦表示一切都很好？

我們加州大學洛杉磯分校研究小組，針對固定食用富含益生菌優格的成年女性志願者進行大腦成像研究，發現益生菌影響了她們某些大腦情緒區域的活動，而這些區域，跟前述托比亞斯．格羅斯曼研究中吃母乳的嬰兒所受影響的區域一致。在最新的一些研究中，我們發現，某些大腦區域的體積大小，跟腸道菌叢的整體結構相關。有沒有可能，在出生後的那幾年，當大腦結構和腸道菌組成仍在發育中時，大腦和腸道菌的關係就已經開始發展了？據我們目前所知，母乳寡醣送抵嬰兒腸內代謝機制中的數量與持續時間，可能在這個過程中發揮了關鍵的作用。

新飲食型態能改變腸道菌叢嗎？

你的飲食變化可以徹底改變腸道菌的生存條件。不過，你的腸道中有數以兆計的腸道菌，其中許多繁殖的速度非常之快。這意謂著，天擇機制可以迅速讓適應得最好的菌叢蓬勃繁衍，而讓其他的數量減少或完全消失——至少理論上是如此。

不過這不是唯一一種可能。現有的腸道菌也可能透過改變基因表現來適應新環境，啟動必要的新功能，並且關掉不再需要的功能。為了釐清上述這兩種可能性何者正確，以及重大飲食變化將如何改變腸道菌的組成，一些研究小組開始著手研究，工業化社會中人們飲食習慣的差異，是否會反映在腸道菌叢及其產生的代謝物上。哈佛大學的彼得．騰堡（Peter Turnbaugh）研究小組把健康人士的正常飲食，轉換為以植物為主的飲食（富含穀物、豆類與蔬果），或重度以動物製品為主的高脂肪飲食（以肉類、雞蛋和起司為主）。

這些人短暫的將自己平常的飲食轉換成以植物或動物製品為主，他們的腸道菌組成也隨之產生了變化。這種改變跟早期針對草食性動物和肉食性動物之間、西方人與史前飲食者之間腸道菌差異的發現很相似。有趣的是，相較於以植物為主的飲食，以動物製品為主的高脂肪飲食對於研究對象的腸道菌叢基本組合，以及某些菌種的繁盛程度影響較大，這意謂著這種飲食較為背離研究對象生來預設好的飲食設定。在飲食以動物製品為主的研究對象體內，對膽酸耐受度較高的腸道菌豐富度增加（膽酸是小腸吸收脂肪的必要物質），而代謝植物複合醣分子的腸道菌則減少了。研究開始前原本吃素的受試者，在轉換為以動物製品為主的飲食後，腸內那些在史前與農業社會高度繁殖的腸道菌也隨之減少，證實這些菌種對於代謝植物碳水化合物的重要性。

除了這些腸道菌組合的變化外，腸道菌的代謝活動也出現了跟飲食相關的變化。正如所預期的，與以植物為主的飲食和基準飲食相較之下，以動物製品為主的飲食會形成明顯較高濃度的胺基酸發酵產物，由碳水化合物發酵產生的代謝物濃度則較低（尤其是短鏈脂肪酸）。

正如該研究的作者所指出的，腸道菌叢具備快速改變其組合與功能特性的能力，可能對人類的生存很重要，因為這讓人類得以適應在不同氣候與季節所能取得的動植物食物。此外，這在人類從最早的祖先演化到今日智人的過程中，非常有利於其適應。在肉類取得有限的時期，能夠迅速適應較易取得的植物性食物，可能提供了熱量和營養素的替代來源。上述發現也能解釋，為什麼人類可以適應變化快速的各種食療法與流行飲食法，如無麩質飲食、阿金飲食法（Atkins）、原始人飲食（paleo）和維根飲食等，而不會出現重大副作用，同時也顯然沒有產生心情、情感或壓力反應上的劇烈變化。

證據顯示，我們的腸道菌叢可在其組成或產生的代謝物方面，迅速適應短期的極端飲食變化，因此，我們可能預期，西方城市中的植物性飲食者（維根飲食和素食）與其雜食鄰居之間，應該會有明顯的差異。但令人驚訝的是，這個推論卻沒有獲得賓州大學吳蓋瑞（Gary Wu）教授及其研究小組的證實。研究人員針對雜食者與至少已進行了六個月維根飲食的人，做了腸道菌叢和腸道菌代謝物的詳細分析。相較於先前針對出生及終身生活於世界不同地理區域者的研究，他們發現，採行雜食或維根飲食的西方人，彼此的腸道菌叢僅有微小的差異。從這兩組人的血液和尿液檢測中，研究人員確實觀察到了他們腸道菌代謝物的差異，但這主要是反映了維根飲食者蛋白質和脂肪的攝取量較低，碳水化合物的攝取量較高。一如所料，兩者間代謝物的差異，是因為維根飲食組的腸道菌叢植物複合醣分子的代謝量增加，而雜食組攝取的動物相關胺基酸與脂質增加。

簡言之，飲食改變了研究受試者的腸道菌代謝物，但未顯著改變產生這些代謝物的腸道菌組成。研究者推測，先前在世界各地不同族群身上觀察到的明顯腸道菌叢差異，如果真的是飲食造成的，那麼這種飲食相關的差異可能需要好幾個世代的演化，或需要非常早年就接觸到這類飲食，才會對腸道菌叢造成持久的影響。

我們現在知道，腸道菌叢在生命早年可能受到多種機制的影響，包括母親懷孕與哺乳期間的飲食、接觸到的環境微生物，以及對母親與嬰兒的腸道菌相都有影響的壓力反應腸腦訊息。先前研究中的研究對象與世隔絕、與自然環境和諧共存，而美國大都會地區的城市居民則未與自然環境直接接觸，僅由超市或餐廳取得食物。這種環境條件的重大差異，也可能是先前研究中腸道菌叢顯現地理差異的部分原因。

即使我們的腸道菌叢具有適應性，但農村人民與狩獵採集者的腸道菌叢確實有一些我們已經失去的能力。即使我們決定開始跟狩獵採集者或傳統農村耕作者吃一樣的飲食，我們的腸道也永遠無法像他們一樣這麼有效地發酵植物性食物，或產生這麼多有用的代謝物。這種所謂「放任型」（permissive）的腸道菌叢能產生大量的短鏈脂肪酸——那是充滿熱量的有益分子，不但可以讓人避免罹患結腸癌和腸道發炎，還可能對腸腦溝通產生作用。

相反的，生活在工業社會中的人們是「限制型」（restrictive）的腸道菌叢型態，無法有效的把來自植物的複合碳水化合物發酵成短鏈脂肪酸，即使攝取大量的蔬果與其他來自植物的食物也一樣。這種限制型的腸道菌組合又會如何發展呢？

吳教授認為，這種限制型腸道菌叢可能是由於缺乏某些微生物菌種所致，例如布魯布氏瘤胃球菌（*Ruminococcus bromii*），難以分解的受質（substrate）必須靠這些菌的活動才能開始降解。在腸道菌相的生態系統內，同一種代謝物可以由腸道菌叢中的不同成員產生，並由其他成員消耗或轉化。另一方面，有些腸道菌種有更專門的技能，在分解小腸中未消化的澱粉顆粒時，扮演關鍵角色。那種澱粉顆粒是所謂的「抗性澱粉」（resistant starch），存在於各種植物性食物裡，包括香蕉、馬鈴薯、種子、豆類和未加工的全穀物。在大部分人身上，抗性澱粉會在結腸中完全被發酵成短鏈脂肪酸，但有些人的腸道菌叢則缺乏這種能力。

事實證明，通常是由布魯布氏瘤胃球菌啟動抗性澱粉的分解，然後再讓其他細菌接手處理這些稍微消化過的受質，以不同酵素進一步把這些醣類分解。在生態學中，布魯布氏瘤胃球菌此一菌種被稱為「關鍵物種」，因為它們會進行讓整個生態系統發揮最佳功能的必要活動。例如，狼是黃石國家公園的關鍵物種，因為牠們能控制麋鹿數量，避免麋鹿過度繁殖，藉此保持了生態系統的平衡。狼的消失對為數眾多的下游物種將產生廣泛的影響，最終影響了整個生態系統的功能。在腸道菌相中，如果布魯布氏瘤胃球菌這種關鍵物種數量減少或消失，則所有其他腸道菌執行工作的能力都會連帶受損（例如代謝複合碳水化合物能力）。反之，如果任何下游物種消失，它們的工作比較容易被其他下游生物取代。

這一切意謂著，當你出生在西方文明世界中，你就會形成西方的腸道菌相。即使從今天開始改吃維根飲食，你的腸道仍然會維持典型雜食型的腸道菌相。即使你在往後的人生都吃原始人飲食，你的腸道菌叢也不會變得跟狩獵採集者一樣。然而，你所產生的腸道菌代謝物模式則取決於你攝取的飲食。

雖然如此，即使你和鄰居的飲食非常相似，你的腸道菌也不會跟他的一樣。即使你們腸道菌的基因表現和腸道菌產生的代謝物看起來很相似，但人和人之間僅會有一小部分的腸道菌種和菌株相同。加州大學聖地亞哥分校（University of California, San Diego）的羅布・奈特（Rob Knight）以他過人的分析長才成為現代腸道菌相研究的先驅。他曾說，腸道菌相就像一個大規模的生態系統，處於其中的不同腸道菌種可以執行相同的功能。雖然一幅畫中的兩片草原看起來可能很相似，尤其是跟兩座森林相比的時候，但這兩片草原之中可能有數百種不同的動植物物種，只是創造出來的環境外觀頗為相似。

如果你是一位音樂愛好者，你可以用另一種方式來看待腸道菌叢的組成及其功能之間的關係。你可能有你最喜歡的管弦樂團，例如洛杉磯或柏林愛樂樂團，而且已經多次聆聽他們的演奏。你每次去聽他們的音樂會時，該管弦樂團內的大多數音樂家都是同一批人，但他們所演奏的音樂卻會因為拿到的樂譜而截然不同，可能是貝多芬、馬勒或莫札特的交響曲。因此，從你的身體健康角度來看，微生物所做的工作比它是哪個菌種來得重要，就像音樂家帶給你的音樂享受，也比各個音樂家是誰來得重要一樣。

飲食如何改變腸腦對話

正如吳教授的研究所闡明的，我們的腸道菌叢可以透過改變靠什麼食物維生以及產生的代謝物，來適應食物來源的劇烈變化。這是我們腸道中巨大演化智慧的一環。我們先前已討論過，這種智慧如何被編入我們腸腦菌軸的設定之中，為人類提供了運作完善的消化系統、與日俱增的腸道感覺資料庫（協助我們預測未來），和直覺（協助我們意識到世界上的危險）。重要的是，雖然我們的腸道菌相及其與大腦的連結，在生命早年就已經設定完成，但它們終其一生都將保持彈性和適應力。

本書從頭到尾，我總是把我們的腸腦菌軸比擬成一部超級電腦——可以完美適應身體內部與外部世界的持續變化，並且跟我們的免疫系統、新陳代謝、神經系統和體內所有其他系統有著錯綜複雜的連結。人類能夠成功從史前與大自然緊密連結的生活方式，轉變為今天這樣生活在大城市之中、吃著來自世界各遙遠地區的食物，就是腸腦菌軸適應能力的清楚展現。我們的腸道菌甚至學會代謝過去從未接觸過的物質，包括我們吃下肚的許多現代藥物、農藥與化學物質。

由於腸腦菌軸有這麼多的功能，我們有很好的理由去假設，腸道代謝物會根據你的飲食類型而有所不同。這是因為分解植物的複合碳水化合物（如抗性澱粉）與分解胺基酸和脂肪（肉類、牛奶、雞蛋和起司的主要成分）會產生完全不同的代謝物。例如，碳水化合物產生的代謝物相當有限，主要就是少數幾種短鏈脂肪酸，相較之下，你的身體可將蛋白質消化分解成二十種不同的構件分子（building-block molecules），稱為胺基酸，而結腸中的微生物會把這些胺基酸發酵為五花八門的代謝物，這些代謝物可以與神經系統產生互動。

來自植物的碳水化合物如果未被消化，大部分會被結腸中的腸道菌代謝為短鏈脂肪酸，如丁酸——它因為帶有奶油的（buttery）氣味，所以英文是 butyrate——還有醋酸鹽、二氧化碳、甲烷、硫化氫（使糞便產生臭味的成分）等氣體。以植物為主的飲食對促進腸腦軸線的健康有許多好處，丁酸就是絕佳範例。它不僅扮演提供結腸壁細胞食物的關鍵角色，還能促進腸神經系統的健康。而且這種短鏈脂肪酸是腸腦溝通的要角，也能保護大腦免於低度發炎反應（發炎的肇因是高脂肪飲食或人工甜味劑）。

還有一件事能說明飲食變化極有可能會對你的大腦產生影響。據估計，人類腸道菌能夠產生大約五十萬種不同的代謝物，統稱「代謝體」（metabolome），這些代謝物之中，有許多具有神經活性，意謂著它們可以影響你的神經系統。有些個別腸道菌可以產生多達五十種不同的代謝物，包括荷爾蒙、神經傳導物質，和其他能與神經系統直接溝通的分子。而且，代謝物與代謝物的組合還可以形成多達四萬種變化。這些代謝物大約由七百萬個基因產生，遠超過人類基因組中的兩萬個基因。

由於我們吃的食物如此五花八門，尤其是植物性食物，而且我們的腸道中有數量如此龐大而多樣的腸道菌細胞，因而在我們體內循環的代謝物當中，估計有四十％並非由人類自己的細胞和組織所製造，而是由腸道菌所產生的。事實上，你的腸道菌相的確在非常複雜的訊息傳遞系統中扮演著關鍵作用，可以影響身體的每個細胞，包括大腦細胞。雖然想解開這些腸道菌代謝物所有的複雜影響——無論是自己本身或跟其他代謝物結合——還需多年的研究，但我認為，這些影響無疑非常深遠，而且將徹底顛覆我們理解飲食對於大腦與腸腦軸線疾病發展與治療的方式。換句話說，你的腸道菌管弦樂團成員都是經驗老到的音樂家，而且從你出生的第一年就做好了開始演奏的準備。你選擇的飲食不僅決定了它所演奏的曲目，還有這些樂曲的品質。而你，終究是這個交響樂團的總指揮。

第九章　北美飲食的強勢攻擊：演化所沒預見的事

有那麼一天，你睡過頭，沒吃早餐就急急忙忙衝出家門，然後被困在尖峰時段的車陣中，晚了三十分鐘才抵達公司，錯過了一個重要會議的開頭。為了彌補自己遲到的事，你在辦公桌前多待了一小時，結果來不及在女兒足球練習結束前去接她，換來你太太和女兒的雙雙怨恨。當忙亂的一天終於畫下句點，你在六點離開了辦公室，回家途中停在加油站加滿幾乎已經空了的油箱。你在加油站順道抓了一袋洋芋片和棒棒糖，然後在車裡把它們吞下肚。你把車開進自己家門口車道的當下，心情總算好了一點。

我們許多人都對這種情境感同身受，在感覺到壓力特別大或焦躁的時候，就找東西吃，甜甜圈、貝果、馬芬、糖果，這些東西會讓我們的心情稍微好一點。我們的情緒狀態跟脂肪和糖分攝取有緊密的關係，但很多人都不太留心自己吃了些什麼。事實上，美國飲食中超過三五%的熱量來自脂肪，而且大多數是動物來源的脂肪。雖然幾個北歐國家，甚至是地中海國家（例如希臘）的標準飲食總脂肪攝取量也差不多，但北美飲食的動物性脂肪攝取量高過其他國家，跟地中海飲食相比，動物性脂肪的比例明顯高出許多。大家都知道，這樣過度攝取動物性脂肪和糖分，是造成美國人肥胖大盛行的主因之一。但或許沒有太多人知道，高動物性脂肪的飲食也會造成我們過度攝取食物，甚至是食物成癮，而我們的腸道菌叢正是這其中的重要推手。另一方面，流行病學的證據顯示，地中海飲食這類低動物性脂肪的飲食，不僅對你的腰圍、代謝與新血管健康都有正面影響，也能降低罹患某些癌症與嚴重腦部疾病（如憂鬱症、阿茲海默症與帕金森氏症）的風險。

動物與人體研究都顯示，過度攝取動物性脂肪之所以與疾病（包括大腦疾病）發生有關，關鍵在於身體長期處於低度發炎的狀態。從腸道開始的發炎可以蔓延到全身，抵達腦部的重要區域（包括控制我們胃口的那些區域）。腸道的微生物群在此過程中有關鍵的作用。現代的北美飲食——高動物性脂肪、低植物成分、含有大量化學物質與防腐劑——正以這種方式改寫我們腸腦軸線的設定，而且並非往好的方向去。

再加上，農法與食物加工法也有令人憂心的變化。對人類的生理機能而言，我們飲食上的轉變已經來到了所謂轉捩點，而且極度危險。

恐怖新飲食

我們在前文討論過，演化過程中，人類一直都在高動物性蛋白質與富含植物的飲食間轉換自如，取決於當時可取得什麼食物。這要感謝我們的腸道菌和它們大量的基因；也多虧了腸道菌能老練的偵測出食物中含有哪些物質，然後將其轉換成有益的代謝物，藉此調整我們的新陳代謝與食物攝取，好適應飲食上的變化。但正如我們在亞諾馬米人或哈札人的飲食習慣中所看到的，我們祖先演化的環境不僅食物供給有限、取得不易，而且幾乎完全沒有高脂肪與精製糖類的食物。換句話說，今日北美標準飲食的型態是演化從來沒有料想到的，而我們的腸腦菌軸對於這類飲食會導致的後果，並沒有周全的準備。

如果你把消化系統想成是可以燃燒任何可燃物來產生動能的渦輪引擎，那麼你自然會覺得，自己應該可以消化並代謝任何東西。事實上，這個「引擎」的比喻對於食品產業來說非常重要。任何被標示為「食品」的東西，只要它的包裝外形、味道和香味夠吸引人，就會有數百萬消費者心甘情願掏腰包購買。但如果我們把腸腦菌軸想成一部處理資訊的超級電腦，會不斷試圖根據我們體內與外部世界的變化，來調整我們的行為與身體，那麼我們就能看清楚現在到底發生了什麼事。

數十年來，以利潤為導向的企業，生產、加工並行銷容易上癮的廉價食品，受此影響而產生的種種變化幾乎徹底改變了我們的飲食，並且連帶直接影響了大腦、腸道和腸道菌的互動。而且奇特的是，這不僅發生在人類的身體上，連牲畜與寵物也是。

我們知道，腸道菌能迅速在以動物為主和植物為主的飲食間自由轉換。事實上，雜食型飲食（我們的史前祖先已採行了數十萬年）很可能是人類的預設飲食，而素食是動物性製品不易取得時的保命方案。但現代的動物性製品，跟我們祖先及現今與世隔絕的史前社會那些所剩不多的直系後代所吃的，有本質上的不同。這些原始人所吃的肉類來自各式各樣的動物，包括野生動物、鳥類、魚與昆蟲。這些肉都是瘦肉，脂肪含量遠低於現今商業肉類製品的脂肪含量。這些動物在自然環境中自由活動、不受限制，以各式各樣的植物與其他生物為食。牠們的腸道菌相完整且高度多樣化，因此牠們很健康、有抵抗力。

很明顯，動物性蛋白變得容易取得這件事帶來了重大好處。我們的大腦在演化過程中得以長得較大，而且人類的身高在過去這個世紀也增加了。

但跟祖先的蛋白質供應相比之下，我們的牲畜常生活在小型的圍欄內，吃著牠們的消化系統天生不適合處理的飼料（如玉米），目的是讓牠們盡可能有效率的長胖。牠們吃進抗生素與其他化學物質，因此腸道菌的多樣性減少了，也更容易罹患嚴重的腸道感染。基於以上種種原因，來自這些動物的肉、蛋、奶，以及這些產品在今日加工食品業中的衍生製品（通常很難看成是食物），跟五十年前已有巨大的差異，而且徹底改變了我們的飲食。

不幸的是，演化沒有足夠的時間重新設定我們的防禦機制，以對抗這些變化，也因此，我們的身體還沒準備好要面對這些前所未見的全新飲食。一直要到最近，人們才開始意識到這些危險，並開始採取行動。

高動物性脂肪的飲食如何傷害大腦

現代飲食大多是由今日的食品產業所供應，它為何會傷害我們的身體與大腦呢？

多年來，科學家一直認為慢性疾病和體重過高（肥胖）有關。他們的理論大致上是這樣的：我們身體中的脂肪細胞，尤其是肚子囤積的脂肪（所謂的內臟脂肪），是發炎分子（稱為細胞激素或脂肪激素）的主要來源。這些分子在血液中循環，然後抵達心臟、肝臟和大腦。這些發炎分子被認為是造成低度發炎——也就是我們所知的「代謝性內毒素症」——的罪魁禍首，而代謝性內毒素症會提高罹患心血管疾病與癌症的風險。大腦疾病（如憂鬱症、阿茲海默症、帕金森氏症）一般很少被帶進周邊代謝過程的議題中討論。

照上述理論，只要你的體重處於正常範圍內、腰圍沒有增加，就可以繼續大啖早餐的培根、漢堡、熱狗與脂肪含量超高的玉米片，而不會有任何不好的影響。

但現在我們已經清楚知道，即使只吃了一餐高脂肪餐點，也能讓腸道的免疫系統進入低度發炎的模式，而常態性的攝取高動物性脂肪則會引發持續的低度發炎，即使你沒有因而變胖。一次性的啟動腸道免疫系統——例如，在晚餐後吞下一塊美味的起司蛋糕或巧克力聖代——不至於對你的大腦造成什麼不利的影響；不過，如果你經常攝取高動物性脂肪，事態就嚴重了。

今天我們愛吃的東西裡都藏了許多動物性脂肪，它們在我們渴望並享受這些美味的餐點時，悄悄的操縱了我們的腸道菌叢、腸道菌代謝物，以及我們的飲食習慣。為了理解這種操縱過程是如何發生的，我們先來簡單回想一下，腸腦軸線一般會如何調節我們的飲食攝取。

人體用來告訴大腦，吃飽了就停止進食，以及胃部空了的時候要感覺飢餓，所使用的語言之中，涵蓋了各種刺激或關閉食慾的荷爾蒙，關閉食慾的荷爾蒙稱為「飽足感荷爾蒙」。這些腸道荷爾蒙影響的腦部區域，是負責調節我們飲食行為的下視丘。當系統正常運作時，下視丘會依據你體能活動的程度、溫度與其他影響代謝的因素，準確計算出當天身體需要多少熱量。下視丘是大腦中連結最廣的區域，能收集大量的重要資料和影響其他大腦區域。這些資訊很大一部分來自於腸道，以各種腸道荷爾蒙與迷走神經訊息的形式傳送而來。

你飢餓的時候，散布在腸胃黏膜細胞之間的腸內分泌細胞會分泌飢餓肽（又叫作「飢餓荷爾蒙」），它會經由血液送抵大腦，或者刺激腸道中的迷走神經，令其向大腦直接發送訊號。另一方面，當你吃夠的時候，小腸中的腸內分泌細胞會釋出另一組抑制食慾的荷爾蒙，如膽囊收縮素、類升糖素胜肽（glucagon-like peptide）等，來關閉系統並抑制食慾。

自人類存在以來，這個系統一直運作良好，即使人類的食物攝取與體能活動有時會劇烈增減，仍然驚人地長期保持體重的穩定。這讓我們在長時間的乾旱與饑荒中存活下來，而且從史前的飲食過渡到古代，一直到今日的現代飲食。然而，對許多美國人而言，這個系統卻不再順利運作，而過去五十年間食慾調節機制的變化，成為當前肥胖盛行的重要原因。

你的食慾控制系統到底發生了什麼事？為什麼停止正常運作了？

過去這幾年來，研究人員一直在努力找尋答案。我們現在從動物實驗得知，常態性的高脂肪飲食會在腸道和大腦層級，麻痺你的飽足反應，降低你判斷已經吃夠了的能力。有明確證據顯示，高脂肪飲食會在腸道和大腦這兩個部位造成低度發炎，降低判斷力。迷走神經通常會通知下視丘你已經吃飽，而腸道發炎會降低迷走神經感測器對飽足訊息的敏感度。而下視丘發炎，則會降低其對來自腸道飽足訊息的敏感度。

但飲食一開始是如何引起發炎的呢？正如當今新的科學研究所揭露的，你的腸道菌叢扮演著關鍵的角色。

你的腸道菌如何輔助調節食慾

在吃了富含脂肪的一餐之後，全身血液中發炎分子的濃度會隨之增加，包括細胞激素與一種稱為「脂多醣」的物質。脂多醣是革蘭氏陰性菌這種腸道菌細胞壁的一部分。革蘭氏陰性菌包含許多病原體，例如大腸桿菌與沙門氏菌。此外，腸道中的許多優勢菌種，在我們吃了富含動物性脂肪的飲食後，數量也會增加，包括厚壁菌門與變形菌門。當某腸道菌接近腸道內壁的細胞時，細胞會辨別出腸道菌表面的脂多醣，然後用受體與之結合。脂多醣會刺激這些細胞產生其他發炎分子（細胞激素），使得腸壁更容易滲漏，因而啟動腸道中的免疫細胞。

正如我們在第六章所討論的，在正常的情況下，會有幾道防線阻止脂多醣和其他腸道菌發炎訊息啟動這一連串的事件。不過，隨著脂多醣的濃度增加（因為攝取了含大量動物性脂肪的飲食），分子會開始破壞這些防線，啟動腸道的免疫系統（使之產生細胞激素），細胞激素也會來到體內的其他部位，包括大腦。一旦到達大腦，它們就會進入大腦的免疫系統（也就是微膠細胞），微膠細胞會開始自行製造發炎分子，影響其附近的大腦神經細胞。發生在下視丘的這種發炎變化，會使得食慾調節中樞對於來自腸道與身體的飽足感訊息，反應得比較遲鈍。

在高脂肪飲食引起全身發炎的過程中，腸道菌扮演了重大角色，這點也獲得其他幾項證據的進一步支持。幾年前，美國喬治亞州立大學（Georgia State University）的微生物專家安德魯·葛維茲（Andrew Gewirtz），動手從基因層次移除了跟與生俱來的免疫反應有關的一種「類鐸受體」。沒有這種受體的動物不僅變得肥胖，還會出現代謝症候群的所有特徵（例如，胰島素阻抗、血糖上升，和三酸甘油酯濃度上升）。該動物的體重增加跟牠們強烈的食慾有關，顯示其飽足感機制出現了缺陷。

接著，研究人員發現了一件非常有意思的事。這些經過基因改造的胖老鼠，牠們的腸道菌組合跟正常老鼠不同。葛維茲的團隊把牠們的糞便移植到無菌的瘦老鼠體內，之後，瘦老鼠也產生了跟供體老鼠同樣的代謝特徵。最重要的是，瘦老鼠也開始無所節制的大吃大喝，因此變得肥胖。該動物體內的腸道菌叢變化，以及腸道菌與腸道免疫系統互動方式的改變，很可能導致了代謝性內毒素症的發生，也就是先前所討論過的低度全身性發炎反應。一旦這些發炎訊息抵達下視丘，食慾控制機制就會失去平衡。

高脂肪飲食不僅能藉由改變下視丘的內部運作來改變食慾，還能透過改變腸壁上關鍵的食慾相關感測器，來影響食慾調節。加州大學戴維斯分校的神經科學家海倫・瑞柏德（Helen Raybould）研究團隊提出一個問題：位於腸道內的迷走神經感覺末梢，其對刺激或抑制食慾的腸道訊息的相對敏感度，會不會因為高脂肪飲食而改變？以及，這些改變是否與節制飲食的能力較差有關。他們曾經指出，脂肪會使腸道中的細胞分泌膽囊收縮素，這種飽足感荷爾蒙可將迷走神經感覺末梢由「飢餓模式」轉變為「飽足模式」。研究人員指出，餵食老鼠八週的高脂肪飲食後，有些老鼠會出現過度飲食與體重增加的情形。與這種過度飲食有關的是，腸道迷走神經感測器上，接收刺激食慾訊息的受體增加了，同時，對「瘦素」（leptin，可降低食慾的荷爾蒙）也出現阻抗。

慰藉食物的誘惑

如果低度發炎會損害我們的食慾機制，並對大腦與腸道產生負面影響，為什麼我們面對壓力的時候會想吃不健康、富含脂肪的食物呢？為什麼我們塞在車陣中、因工作期限逼近的壓力而緊繃時，想吃的不會是蘿蔔和蘋果？

在動物和健康人類受試者身上進行的少數幾個研究，指出了高脂肪與含糖食物具有減壓效果的可能機制。舉例來說，許多實驗室研究顯示，與未被給予這種慰藉食物的老鼠相比，承受慢性壓力的老鼠在被給予高脂肪或含糖飲料後，壓力系統出現了負調控（down-regulation）的現象。另一個很相似的研究結果則是，經歷早年負面經驗的老鼠（出生後與母體分離的壓力典型）被給予滋味強烈、易上癮的高脂肪飲食後，牠們壓力反應系統原有的正調控（up-regulation）被逆轉了，類焦慮和憂鬱行為也減少了。受到這些老鼠研究結果的啟發，研究人員進而研究，處於壓力或負面情緒的人類受試者若食用慰藉食物，是否也會產生類似的正面效果。

加州大學洛杉磯分校心理學系的珍娜．富山（Janet Tomiyama）和她的團隊想了解，面對實驗給予的急性壓力事件，健康受試者的壓力反應程度高低，是否會跟壓力事件後食用慰藉食物的習慣有關，以及兩者的相關性是否會反映在受試者的肥胖程度上。他們的假設是以此為基礎的：動物反覆食用滋味強烈、易上癮的食物後，脂肪會累積在腹部，而這會導致處於慢性壓力下的動物，其壓力回應系統受到抑制。為了測試自己的理論，他們讓五十九名健康女性進行高壓力的實驗室任務。他們測量受試者血液中壓力荷爾蒙皮質醇的濃度，並在受試者執行任務時記錄下受試者的主觀壓力經驗。結果跟他們的假設以及動物文獻一致，壓力等級最低和皮質醇反應最低的女性，最可能表示自己在壓力下有攝取慰藉食物的習慣，而且肥胖程度也最高。儘管這些發現可能有其他解釋，但這些研究顯示，壓力下經常食用慰藉食物的女性，對壓力的生理反應降低了。不幸的是，這種用食物來減壓的方式，代價是體重增加，以及對我們身體與大腦的種種不利變化。

比利時魯汶大學（University of Leuven）的精神科醫師奧登赫夫（Lukas Van Oudenhove），以功能性磁振造影（fMRI）研究健康志願者的主觀表述和大腦反應，評估脂肪攝取對各種主觀參數的影響，包括個人心情評分，以及與情緒有關的大腦各區域的反應。研究人員讓受試者聽三十分鐘悲傷或中性的古典音樂，同時看表情悲傷或中性的臉部圖像，使他們產生悲傷或中性的感覺。接著，研究人員以細小的塑膠餵食管把脂肪直接注入實驗受試者的胃中，並且把水注入其他受試者胃中做為對照組。受試者在負面刺激期間的情緒評分，以及情緒腦的啟動，清楚呈現出悲傷感覺和大腦反應都增加了。當受試者的胃部被注入脂肪酸時，他們悲傷的主觀感覺和情緒腦的反應都降低了，這證實高脂肪攝取確實可能帶來紓緩情緒的效果。我們已經知道腸道、腸內分泌細胞和迷走神經如何對小腸中的脂肪產生反應。根據這些交互作用，我們可以推測，脂肪酸之所以能改變受試者心情，是因為脂肪酸能刺激腸道釋出訊息傳遞分子，而訊息傳遞分子會透過循環系統，或透過增加迷走神經的訊息傳遞抵達情緒腦。

不幸的是，不良飲食習慣的害處不僅止於影響食慾控制和壓力反應而已，最近的科學證據已證實，這種飲食習慣與大腦功能改變所造成的更嚴重後果是有關聯的。

食物成癮：高脂肪飲食影響人們對食物渴望

雖然「成癮行為」一詞通常用於藥物、酒精與強迫行為，但最近也被拿來描述對一般和特定食物（如糖）的攝取行為。我們現在知道，對一些易受影響的個體而言，食物也可能會引發跟反覆使用其他刺激物相似的精神藥理反應與行為反應。

你會吃下多少食物是由大腦中三個密切相關的系統所控制的。除了由下視丘調節的食慾控制系統之外，另外兩個大腦系統也有顯著作用——多巴胺獎勵系統，和位於大腦前額葉皮質區的執行控制系統（必要時，這個執行控制系統會自動凌駕於所有其他的控制系統之上）。在狩獵採集者的世界中，食物供應有限，且能量需求高，人類身體為了生存而對食物有持續不斷的需求（主觀的經驗即為飢餓的腸道感覺），此需求驅動了人類吃東西的渴望。這種基本的熱量需求評估系統，又受到獎勵系統的輔助，提供了尋找食物的驅力和動機。大腦的獎勵系統大部分由含多巴胺的神經所構成，能在我們採取特定行動時給予我們大大的獎勵。它們在調節動機和獲得獎勵的行為要持續多久等方面，扮演著重要的角色——此處則是指覓食的驅力與動機。

大腦的獎勵系統與食慾調節網絡的關係密切，這點並不令人意外。例如，許多腸道荷爾蒙與訊息傳遞分子都會影響多巴胺獎勵途徑的活躍程度：有些增強食慾的訊息會增加含多巴胺細胞的活動，而某些抑制食慾的訊息則會減少多巴胺的釋出。此外，大腦獎勵系統關鍵區域中的神經細胞如伏隔核（nucleus accumbens），有許多受體能接收調節食慾的各種腸道荷爾蒙：抑制食慾的荷爾蒙如瘦素、酪酪肽（peptide YY）、類升糖素胜肽，會降低獎勵系統敏感度；而刺激食慾的荷爾蒙如胰島素、飢餓肽，則會增加其敏感度。

人類存在於地球上的絕大多數時間裡，都處於食物供應有限且難以取得的狀態，為了適應這個世界，數百萬年來的演化已讓人類獎勵系統與食慾之間精密的交互作用達到最佳化。然而，我們大腦中這種跟食物攝取相關的設定，在今日大多數人居住的世界中，已失去其在適應環境上的用處了。在現代工業化社會中，滋味強烈、容易上癮的食物取得容易，但身體活動程度卻大幅減少，因此獎勵系統的驅力輕易就凌駕於計算每日熱量需求的控制系統之上，通常需要我們主動控制，才能避免自己過度飲食導致體重增加。現在請想像，如果這三個控制系統中，一個被關掉了，而補救的自發控制機制能力又有限，會是什麼情況。我先前解釋的，長期攝取大量脂肪會損害下視丘回應腸道飽足感訊息的能力，描述的正是這種狀況。而且並不是每個人都有自制力拒絕副餐的薯條或餐廳裡的甜點菜單！

人類食慾控制機制的改變會導致各種行為，其中之一就是食物成癮。這個詞是美國國家藥物濫用研究院（National Institute on Drug Abuse）的蘿拉．瓦爾考（Nora Volkow）所創，因為毒品濫用與長期過度飲食兩者的大腦機制，有著驚人的神經生理相似性。根據問卷調查的資料顯示，至少大約二十%的肥胖人士有食物成癮的問題。研究顯示，特定食物，尤其是富含脂肪與糖分的高熱量食物，在動物和人類身上都會引發食物成癮行為。我在加州大學洛杉磯分校的研究小組也在過重和肥胖（但其他身體狀況皆屬健康）的受試者身上發現，他們大腦獎勵系統的關鍵區域出現了結構與功能上的變化。這些機制不僅造成過度飲食，還能使食物刺激與大腦獎勵訊息間建立起後天習得的關聯性（learned associations），也就是一般所知的制約反應。這些制約反應極其重要，電視廣告之所以充斥著各式美味高脂食物影像，原因就在此。這些影像會刺激大多數人腦部的獎勵系統，因為我們的獎勵系統在演化過程中已被設定好要尋求熱量密度高的食物，尤其是富含脂肪與精製糖類的食物。這種反應本身正是廣告商所希望的結果，因為它灌輸消費者對該產品產生正面的制約反應。對食物成癮者（其正常食慾控制系統已因低度發炎而受損的人）而言，看到這些影像確實會讓他們產生去廚房覓食，或者拿起電話叫外賣食物的渴望。

在食物稀少的時期，動物必須善用任何能夠取得食物的機會，滋味強烈、易於上癮的食物能夠激發過度飲食的行為（並創造強烈記憶，以增加我們對該類食物的渴望），以演化的角度而言，這具有極大的好處。最大的好處是確保我們找到這些高熱量食物時，會把它們大量吃進肚子裡，並且記住未來要去哪裡找到這些食物。但在這類食物非常充裕且無所不在的時候——現今世界許多地區都是如此——這項特性成了一種危險的負擔。在現代社會中，滋味強烈、易於上癮的食物就跟遭到濫用的毒品一樣，都是強大的環境誘因，會使易受影響的個體出現不受控制的飲食行為，或讓這些行為惡化。

正如先前所解釋的，有充分的證據顯示，受到享樂型覓食行為所支配的人，可能是因為代謝性內毒素症造成他的下視丘控制系統失常。但最近也有證據顯示，獎勵系統無所節制的運作，可能進一步造成食物成癮者的腸功能受損。最近一個針對酒精依賴者的研究顯示，在禁酒期間，受試者對酒精的渴求度和腸漏程度，與腸道菌叢的變化呈現正相關。由於大腦在渴望食物時，會出現強烈的壓力反應，而我們都知道壓力又會影響腸漏，所以我們可以想見，因渴望食物（和壓力）造成的腸漏程度增加，與腸道菌組成和代謝功能變化脫離不了關係。

腸道菌可能影響大腦的獎勵制度，而且是食物成癮的幫凶，這想法讓很多人思索起自身與腸道菌的關係，有些人甚至對人類的自由意志產生了質疑。在最近一篇挑戰主流觀點的文獻綜述中，墨西哥大學（University of Mexico）的喬．艾爾科克（Joe Alcock）教授指出，腸道菌很可能處於強烈的汰選壓力下，因而必須以操縱人類的飲食行為來增加自身對環境的適應性，有時甚至不惜犧牲人類的健康。這個假設乍看之下有些不著邊際，但其實不然，別忘了，有些微生物（像弓形蟲這種寄生蟲）可是會以巧妙的方式操縱動物行為的。腸道菌是如何辦到的？艾爾科克和他的共同作者提出了兩種可能彼此影響的策略。一方面，腸道菌透過劫持由多巴胺驅動的獎勵系統，讓我們產生對特定食物的渴求——那些它們擅長攝取，且能給它們勝過其他菌種競爭優勢的食物。擬桿菌門和厚壁菌門的菌群，以及擬桿菌屬和普雷沃氏菌屬菌群之間的競爭就是很好的例子。再者，腸道菌可能創造消極的情緒狀態，例如讓人感到沮喪，直到我們吃了某些成分有益於這些腸道菌的食物，這種感覺才會消失。

想吃慰藉食物的慾望以及食物成癮的概念，都可能是某些腸道菌叢為了獲得自己偏愛的食物而操縱我們行為的好例子。雖然這些概念目前仍屬於思辨科學（speculative science）的範疇，也就是科學證據尚未完善的猜測，但這些仍是未來需要進行更多科學測試的有趣假設。

如果你還沒開始擔心自己的飲食，那麼事情還不僅止於此。脂肪可不是暗藏在北美飲食型態中唯一會對腸腦菌軸造成威脅的東西。接下來我們將看到，腸道菌在其中發揮了重大的影響。

工業化農業如何影響你的腸道與大腦

我在巴伐利亞阿爾卑斯山脈一帶長大，童年的每一個夏日週末，父親和我幾乎都會到山區健行。看著牛隻在阿爾卑斯山區綴著野花的青蔥草原吃草，是我很熟悉的體驗。然而，當時的我並未把這件事放在心上，我不知道自己有一天會拿重要的科學問題，去反思這些童年的景象。農民從這些看起來十分健康快樂的動物身上直接取得牛奶，然後將這些未殺菌的牛奶販賣給山區的小餐館。我們家裡食用的所有乳製品都來自這些在山中自由漫步的動物，而且大家普遍認為，來自這些動物的產品，都是自然、健康而美味的。

後來，我有了一個機會，用全然不同的角度審視這些農場動物和牠們所處環境之間的和諧關係，那契機就是我為了參加一場腸胃病學研討會，而來到巴伐利亞的最高峰楚格峰山腳下，一個如詩如畫的度假小鎮加米許（Garmisch）。搭著火車到山上的路途中，我看著這些動物在純淨的草原上吃草，被閃耀著秋天色彩的樹林所圍繞。我忍不住拿這幅自然和諧的景象，跟在加州北部現代養殖場看到、被孤立養殖的牛隻相比，現代養殖場的景象證明，工業乳製品廣告中聲稱牛奶來自「快樂乳牛」根本是在說謊。馬丁·布雷瑟在《不該被殺掉的微生物》一書中，對現代養殖場有更精確的描述：

> 很多很多的牛一排一排排在牛欄裡面，低頭吃著飼料槽裡的玉米。牧場幾哩外就聞得到濃濃的牛糞味。酪農把牛關在巨大的飼養場裡，牛群在場裡四處亂繞，隨時都在吃東西，地面上隨地都是牛糞。

現在的農場動物幾乎一生都與牠們的自然環境和食物供應（草）完全分離。養殖場以不適合牛隻消化系統的食物（玉米）來養胖牠們，害牠們的消化系統生病、長期處於低度發炎的狀態，還不時發生急性腸胃炎，需要連續施打抗生素。

就我們所知，不健康飲食與慢性壓力會對腸道菌、腸道免疫系統和腸漏造成種種影響，讓人不禁懷疑，這些罹患慢性病的動物所製成的產品，會對我們的腸道菌叢不利，也對我們的健康沒有好處。所以，下一次你在超市買牛奶、雞蛋、牛排、豬排的時候，請注意這些產品可能來自養殖條件惡劣、生活條件造成慢性壓力、被餵以非自然飲食（不適合其消化系統的飼料）、被施打藥物，因而腸腦菌軸受到嚴重損害的動物——對我們人體健康以及腸腦菌交互作用的良好運作，都有未知的風險。

可悲的是，蔬果與其他植物性食物的狀況也好不到哪裡去。動物性與植物性食物的生產過程有一個共通點，那就是組織化的農商企業大規模介入了農場動物、植物與微生物的生態。他們以工業化方式種植玉米、黃豆與小麥，重度依賴肥料和殺蟲劑，以人為手段來維持這些植物在面對競爭植物物種（如雜草）時，能保有其生長優勢，並且保護它們免受害蟲啃咬。在過去十年間，系統性殺蟲劑——這類殺蟲劑會被整株植物吸收，然後分布至其產物上——的使用也大幅增加了。

為什麼人類需要愈來愈大量的化學藥物來維持這些植物的「健康」和優勢呢？主要原因之一是，它們往往是單種栽培的基因改造作物。這些種植單一作物的農田綿延數英哩，完全喪失了自然的多樣性——不只作物本身的基因多樣性，還有與作物共存的其他物種多樣性。而且，生活在土壤中的微生物、數量日益減少的蜜蜂和蝴蝶體內的腸道菌，還有人類體內的腸道菌，它們的多樣性也很可能都發生了劇烈的變化。同樣的，為了克服雜草對化學藥劑產生的抗藥性，惡名昭彰的除草劑如嘉磷塞（glyphosate）或「農達」（Roundup）的使用量也不斷增加，這對我們腸道菌相造成的連帶傷害仍多屬未知，至少消費者知道得很少。

這種雙重化學傷害——對我們環境（食物產地）自然生態系統的傷害，以及對農場動物和人類體內腸道菌生態系統的傷害——是否導致了過去五十年來特定大腦疾病的急劇增加，是個重要的問題，畢竟腸道菌對於維持大腦健康具有重要地位。這種雙重化學傷害是否導致肥胖，已經有科學證據來回答，但是否導致了泛自閉症障礙、阿茲海默症、帕金森氏症等神經退化性疾病，目前仍處於猜測階段。如果把這個問題交給每天從非永續性糧食生產手法獲益的企業界，那麼我們永遠得不到答案。我們只會深陷抗生素與化學藥劑漩渦，無法自拔——為了維持農場動物的正常機能，使用愈來愈多的抗生素；為了打擊今日的超級雜草、超級害蟲與超級細菌，而使用愈來愈多的化學藥劑。

腸道菌和現代美國飲食的危險

過去五十年來，美國人攝取的食品添加劑，還有鹽、糖和脂肪都穩定增加了。許多食品添加劑雖然被核准使用，但它們的長期安全性卻未經試驗，即使有，那也是在我們得知腸道菌對人體健康多重要，以及腸道菌對添加劑與人類大腦健康之間的中介影響為何之前所做的試驗。美國食品藥物管理局（ＦＤＡ）所採用的安全試驗，大多是短期的動物模型，目的在於檢測添加劑是否有立即的毒性、會不會增加罹癌的風險，或者兩者皆是。這些短期試驗無法告訴我們，長期使用這些添加劑可能對大腦健康造成什麼危害。

現在我們已經知道，常見的添加劑當中，許多都會導致身體低度發炎（再加上高脂肪和糖分的攝取），將對我們的身體與大腦造成危害。接下來我們逐一來看看這些添加劑有哪些。

人工甜味劑

我們的飲食因為食品添加劑而發生了極大的變化，最佳的例子之一就是食品工業以此滿足了我們對糖分貪得無厭的慾望。一方面，大量的糖以高果糖玉米糖漿的形式添加到各式各樣的食物中，甚至是甜食以外的食品（如麵包和餅乾）。另一方面，各種食物被加入了人工甜味劑，滿足人們吃甜食的慾望，又解決卡路里過高的問題。人類在一個多世紀前所研發的人工甜味劑，可以讓我們在享受甜食之餘不會增加體重，也不會因為高糖分攝取而造成血糖飆高。如果人工甜味劑有座右銘，那一定是「魚與熊掌可以兼得」。美國食品藥物管理局已經核准美國境內可以使用六種人工甜味劑。這些化學物質現在大量添加到人們常吃的食品如低卡汽水、穀片和無糖甜點中。這些人工甜味劑很受歡迎，即使是精通科學的人士也難以抗拒。加州大學洛杉磯分校敝部門的午間醫學會議上，搭配午餐（當然還有那些全是加工肉類的煙燻牛肉三明治）以及油膩薯片最受歡迎的飲料，仍非健怡可口可樂和健怡百事可樂莫屬。

儘管人工甜味劑無所不在，但可以證明它們會為健康帶來好處的證據，說好聽點只能算是正反參半，對人體造成危害的證據卻陸續出爐，包括體重增加與代謝疾病，如第二型糖尿病的風險提高。舉例來說，在以色列耶路撒冷的魏茨曼科學研究院（Weizmann Institute of Science），約坦・蘇茲（Jotham Suez）的研究小組最近指出，三種市面上買得到的甜味劑：糖精（saccharin）、蔗糖素（sucralose）和阿斯巴甜（aspartame），都會引發老鼠的葡萄糖不耐症與代謝症候群。這些發現本身已經非常有趣，更有意思的是，他們還發現了腸道菌叢在這種效應中的重要作用——蘇茲的團隊把食用人工甜味劑的老鼠糞便移植到從未吃過甜味劑的無菌鼠身上，結果使得原本無菌的老鼠也發展出葡萄糖不耐症和代謝症候群。研究人員分析這些老鼠的腸道菌叢，結果發現，人工甜味劑使擬桿菌屬的細菌在腸內大量繁殖，效果就像高脂肪飲食一樣。這意謂著，吃油膩的起司墨西哥捲時，搭配低卡汽水不僅不能幫助你減肥，還可能加劇起司中的脂肪對新陳代謝造成的傷害。

研究人員還指出，甜味劑會改變腸道菌的代謝途徑，使它們產生更多的短鏈脂肪酸。短鏈脂肪酸會被結腸吸收，提供額外的熱量。這意謂著，當你食用人工甜味劑時，身體就會透過腸道菌叢的作用，在結腸獲得腸道菌代謝物提供的更多熱量，以彌補小腸中缺少的糖分。也就是說，試圖以人工甜味劑來減少熱量攝取是沒有用的，因為在腸道菌的幫助下，腸道只會從你吃的食物中吸收更高比例的熱量。

這個研究結果在人類受試者身上也同樣成立。蘇茲的研究小組測試了數百名人類受試者後發現，食用人工甜味劑的人體重更重，空腹血糖指數更高，而且腸道菌叢也改變了。腸道菌顯然需要為這些作用負責。在研究人員把食用糖精的健康受試者糞便移植至無菌鼠身上後，吃糖會使得這些老鼠的血糖值異常飆升。

這些研究強而有力的證明了人工甜味劑不僅無法幫助你在短期內減重，還可能引起腸腦軸線發炎，造成身體與大腦的損害。這也代表你在買東西時應該快速掃過食品標籤，檢查其中是否含有人工甜味劑，並盡量避免食用，這才是明智之舉。

食品乳化劑

乳化劑是有如清潔劑般的分子，可以讓原本不易混合的兩種液體混合在一起，例如油和水。食品業經常把乳化劑添加到各種食品中，包括美乃滋、調味醬汁、糖果和各種烘焙產品，以產生均勻的稠度。你可以從食品標籤上的化學名稱辨識出它們的存在，例如巧克力中的山梨醇酐三硬脂酸酯（Sorbitan tristearate），冰淇淋中的聚山梨醇酐脂肪酸酯（polysorbates）和加工肉品中的檸檬酸酯（citric acid esters）等等。但這些清潔劑般的分子有一個問題：它們會破壞覆蓋腸胃道表面的保護黏液層，使腸道菌更容易接觸腸道內層。食品乳化劑還會破壞由完整腸內壁形成的緊密防線，使腸道細菌穿越並接觸到附近的免疫細胞，引發代謝性內毒素症。

為了要了解腸道菌是否在乳化劑對腸道的有害影響中摻了一腳，埃默里大學的安德魯．葛維茲研究小組，餵老鼠吃低濃度的聚山梨醇酯80（polysorbate 80）和羧甲基纖維素（Carboxymethyl Cellulose）——這是兩種常用食品乳化劑。結果，老鼠出現了低度腸炎、肥胖與代謝症候群。這些老鼠的腸道菌叢變得更緊密附著在腸道內層，腸道菌的組合也發生變化，脂多醣濃度也上升了，就跟被餵食高脂肪飲食的動物一樣。

但乳化劑引發的這些代謝變化卻沒有出現在服用抗生素的老鼠身上，這代表腸道菌叢在是否引發代謝變化上，扮演了關鍵的角色。這個論點後來進一步獲得證實，因為研究人員將被餵食乳化劑的老鼠糞便移植到無菌鼠身上，也觀察到了相同的代謝變化。

常用的食品添加劑除了會破壞我們的正常代謝之外，也可能會對腸腦菌軸和大腦健康造成重大影響。我們可以從這些實驗中明顯看出，食品乳化劑跟動物性脂肪和人工甜味劑一樣，會改變腸道菌叢的型態，容易造成腸道、其他器官與大腦（包含腦部控制的食慾區域在內）的低度發炎。要是攝取過多這類成分，你會變得容易吃太多高卡路里的食物，因而進一步使發炎情況加劇，讓情況惡化。不幸的是，我們的飲食中可能危及大腦健康的東西，還不僅止於此。

到任何一家高檔雜貨店走一趟，你會看到各種無麩質麵包、無麩質麵條、無麩質穀片，甚至是無麩質無酒精飲料或葡萄酒映入眼簾。過去十年內，所謂的無麩質飲食大為盛行。根據最近一項調查顯示，現在每年有高達三分之一的美國成年人食用無麩質產品。

麩質

麩質是一種蛋白質混合物，占小麥蛋白質的十二至十四%。在大麥、黑麥，以及這類穀物的製品中，也含有少量的麩質。小麥是世界上種植最廣的作物，麵粉用於製作麵包、麵條、貝果、披薩、穀片和許多其他常見的食品。在北美的飲食中，麩質無處不在。

從小麥萃取而來的麩質也可以製成我們所熟知的食品添加劑：小麥蛋白（vital gluten）。食品製造商把小麥蛋白加在各式各樣的食物裡，包括麵包、早餐穀片，甚至是肉品。小麥蛋白能為食物增加許多特性，包括讓麵包的質地和嚼勁變得更好，還能延長保存期限。它還有助於結合加工肉品中的水和脂肪。小麥蛋白不僅被添加到本身含麩質的食品中（例如麵包、麵條、披薩、啤酒），也被加到原先不含麩質的食品，包括肉類製品、醬汁和牛奶中；更令人驚訝的是，甚至連非食品類商品與化妝品中，也有這種添加物。過去的半個世紀以來，美國人從麵粉與穀物當中攝取的麩質量增加了三十%，從一九七〇年的九磅增加到二〇〇〇年的十二磅，而混在各種食品內被人們吃下肚的麩質添加劑，則至少增加了三倍。

你應該為這些額外攝取的麩質感到憂心嗎？

如果你是那一％患有乳糜瀉的人，那麼你確實該擔心。乳糜瀉會使得免疫系統對麩質反應過度，產生抗體攻擊腸壁。這些抗體會留在體內，引發腹痛、腹瀉、體重減輕、疲勞等慢性症狀，嚴重時還可能造成神經問題，有些症狀在患者不再食用小麥後仍未消失。

有乳糜瀉症狀的人數已連續上升了六十年，現在全世界約有一％的人罹患這種疾病，沒有人知道確切的原因是什麼。有個假設認為，這是因為含麩質食品的攝取量增加了；另一個假設是腸道免疫系統發生了變化，這變化可能跟腸道免疫系統早年跟外來微生物的互動方式改變有關。第三個假設則跟小麥改良與種植的方式改變有關。

如果你是少部分對小麥過敏的人，那麼你應該小心。小麥過敏者的免疫系統會對麩質及其他小麥蛋白產生一種名為「免疫球蛋白E」（immunoglobulin E）的抗體，因此吃小麥可能造成嚴重後果，甚至威脅生命，過敏反應包含起疹子、鼻塞、腹部痙攣、嘴巴與喉嚨腫脹，使人吞嚥或呼吸困難。

無麩質飲食通常有助於緩解上述這些常見的症狀。現在市面上很普遍的無麩質產品可以幫上大忙，讓這些人士的生活不必受累人的症狀所苦。

但如果你沒有上述的任何症狀，你需要擔心食物中的小麥蛋白會不會對大腦造成什麼影響嗎？雖然近來普遍傳言，麩質對所有人都有害，但目前還沒有充分科學證據可以支持這種極端觀點。我還沒有見過哪個法國人或義大利人，甘願為了一些不確定的好處——擺脫早在小麥蛋白用量暴增前就存在已久的常見病症——而放棄大啖新鮮現烤、香脆美味的法式長棍、鬆軟濕潤的巧巴達麵包，或令人食指大動的麵食。

琳達．施密特堅信，她的症狀一定跟對麩質過敏有關。琳達是一名中年婦女，她每次吃完含麩質的穀物，幾個小時或幾天後，就會出現各種類似腸躁症的症狀：脹氣、腹鳴、明顯的腹脹、腹痛不適、排便不規則、疲勞和腦霧（brain fog）等症狀。腸胃科醫師為她做了全面的診斷評估，排除了乳糜瀉的可能性。然而，在讀了關於麩質過敏的文章，並聽到媒體上關於麩質的種種討論後，琳達決定展開無麩質飲食。琳達表示，這麼做的效果好極了：她做了改變後不久，消化系統症狀就改善了，頭腦也清楚多了，她已經有好一陣子沒有感覺這麼舒服了。

我常遇到像琳達．施密特這類的病患。他們沒有乳糜瀉，卻紛紛表示自己的腸躁症症狀在改吃無麩質飲食後大幅改善了。（雖然他們仍會因為殘留症狀來就診。）

流行書籍和媒體對麩質的關注，以及號稱能奇蹟似的治好常見的擾人腸胃道症狀，和疲勞、有氣無力、慢性疼痛等其他相關症狀，吸引了不少人開始嘗試無麩質飲食。我們很可能正在目睹，人們在產值高達數十億美元的無麩質食品工業的行銷鼓吹之下，集體陷入對麩質食品的歇斯底里狀態。

不過，北美飲食也很有可能確實在悄悄危害著我們的腸腦菌軸，而琳達．施密特羅患的可能是第三類麩質相關疾病，也就是所謂的「非乳糜瀉麩質過敏症」。這種病症似乎比乳糜瀉更為普遍，但至今我們對它的了解仍十分有限，現有的科學研究也很粗淺。幾個小型研究顯示，非乳糜瀉麩質過敏症患者的免疫反應並無異常，也沒有腸漏情形——我們聽了那些被大肆鼓吹的麩質過敏概念，可能會以為情況是相反的。那麼，用量增加的小麥蛋白會不會是透過腸道菌產生的代謝物，來對人體健康產生不利的影響？又或者，真正的罪魁禍首有沒有可能不是麩質，而是含有一堆其他添加物的加工食品（它們大多也含有大量的小麥蛋白）？

這些問題還沒有明確的答案，科學界可能需要一段時間才回答得了。不過信仰麩質邪惡論的人不需要科學證據的佐證，他們相信這病症已經是千真萬確的了。高脂成分、人工甜味劑、食品乳化劑和我們飲食中的其他因素，很可能改變了腸道中無數感測器（包括神經末梢、腸內分泌細胞與免疫細胞的受體）的設定值。別忘了，腸道可是人體最複雜的感覺器官。而這種變化可能改變腸道傳送至腸神經系統和大腦的訊息。琳達・施密特這些腸道最敏感的族群，如今變得對食物敏感和食物過敏，這在過去可能是不會發生的。有沒有可能他們其實是危險來臨前的警鐘，在我們其他人還沒注意到之前，就率先發現有異。

北美飲食如何造成大腦慢性疾病

奧布里有便祕症狀已持續了兩年的時間，當他來我診所就診時，症狀已經非常嚴重了，他每天都需要用到瀉藥，必須費盡心力才能規律排便。在我記錄他病史的同時，五十五歲的奧布里告訴我，除非他採取上述方式，否則可能好幾天都不會排便。

我仔細聆聽可能是什麼原因造成了奧布里的症狀。他並未服用會帶來便祕副作用的藥物，例如高血壓患者常服用的鈣離子通道阻斷劑（Calcium channel blockers）。他也沒有處於憂鬱症早期階段（這個階段可能引發便祕）。我問奧布里的飲食習慣時，也沒有發現什麼怪異之處。他這輩子吃的一直是典型的北美飲食，最愛的食物是牛排、熱狗和漢堡。我一開始不確定是什麼原因導致了他的症狀，不過當我偶然瞄到他的手時，發現他的右手食指和拇指輕微地顫動著。

這種手抖可能是帕金森氏症的早期症狀。全球罹患帕金森氏症的人超過七百萬人，其中包括一百萬名美國人。晚期帕金森氏症的典型症狀為人們所熟知：特有的手抖、動作緩慢、肌肉僵硬、姿勢和平衡不穩。這些症狀反映出，以多巴胺為神經傳導物質的幾個運動協調相關的大腦區域發生了退化。但在這些典型的神經症狀出現之前，患者通常會先出現腸胃道症狀。這類症狀，尤其是便祕，影響高達八十%的帕金森氏症患者，而且它們可能在典型神經症狀發作的幾十年前就出現。

我們一直以來都知道，在受影響的大腦區域，神經細胞會出現所謂的路易氏體（Lewy bodies）——這是一種影響腦部功能的異常蛋白質團狀物。既然最初的便祕症狀出現在腸道，有沒有可能帕金森氏症其實是從腸道開始，然後才慢慢發展至腦部的？帕金森氏症有沒有可能是腸腦軸線疾病？腸道菌相有沒有可能是元兇之一？根據令人振奮的新科學證據，這些問題的答案很可能是肯定的。

研究發現，累積形成路易氏體的蛋白質α—突觸核蛋白（alpha-synuclein）不僅存在於病患的大腦，也存在於其腸道神經細胞中。事實上，腸神經系統中的某些神經細胞，在帕金森氏症的其他症狀出現的好幾年前就已經開始退化，損害腹腦的精細功能，使腸道蠕動減緩，糞便通過結腸的時間變長。有理論認為，人們可能是吃到或喝到了帶有嗜神經組織性病毒（neurotropic virus）的食物或水。嗜神經組織性病毒是一種會優先感染神經細胞的病毒，它會通過腸內壁進入腸神經系統，再從那裡無情地往上移動至迷走神經（這是將腸道知覺傳送至大腦不可或缺的資訊高速公路）。它可以再經由迷走神經感染腦幹，然後擴散至控制運動與心情的大腦區域。

雖然研究人員至今還沒明確指出是哪一種嗜神經組織性病毒，但他們已經確定，患者腸道菌叢的變化會促成這種感染，或者說，促進腸道中這類病毒的生長。赫爾辛基大學（University of Helsinki）的菲利普・史帕瑞恩斯（Filip Scheperjans）及其同事在最近一項研究中指出，帕金森氏症患者的腸道菌叢會經歷重大轉變。他們發現，與健康人士的腸道菌叢相比，帕金森氏症患者的腸道菌叢中普雷沃氏菌屬較少。巧合的是，普雷沃氏菌屬在植物性飲食人士的腸道中繁殖得較多，但在吃較少植物性飲食而吃較多肉類、牛奶與乳製品人士的腸道中數量減少。我們不知道，腸道菌變化到底是罹患帕金森氏症的起因之一，還是因為帕金森氏症影響了腸道環境而導致的結果。腸道菌變化也可能只在其他因素都成立時，如基因比較脆弱或其他環境毒素，才會有影響力。帕金森氏症還有很多謎團尚未解開，不過，從其他研究而來的證據也指向，帕金森氏症可能是一種腸腦菌軸疾病。例如，素食飲食會改變腸道菌相，也降低了罹患帕金森氏症的風險。另外，我們知道，人到了晚年，腸道菌多樣性通常會逐漸降低，因此腸道菌相容易在此時受到干擾，巧合的是，帕金森氏症通常也是好發於六十歲以後。

如果這個假設成立，那麼早點從飲食著手來穩定腸道的免疫系統，也許會有助於防止帕金森氏症高風險族群罹病，或至少延緩病程。戒除典型的北美飲食模式可能可以幫助許多人預防帕金森氏症。

重新發現地中海飲食

我的朋友馬可・卡瓦列力（Marco Cavalieri）和他可愛的妻子安東妮拉（Antonella）擁有一座有機酒莊，位於義大利馬凱大區（Marche region）的費爾莫鎮（Fermo），就在亞得里亞海沿岸安科納市（Ancona）的南方，兩年前我有幸前去拜訪。費爾莫鎮有著綿延起伏的丘陵地，一塊塊亮黃色的向日葵、葡萄園、橄欖樹和小麥田覆蓋其上，隨著坡地緩緩傾斜，延伸至藍色的大海。不同植物和作物的田園通常被成排的樹木、灌木和矢車菊分隔開來，自然打造出以美麗、和諧與連結為主題的設計傑作。這裡的風景之美反映出當地農業驚人的植物多樣性。我們在晚上九點半抵達當地時，原本只預期與朋友共進簡單的晚餐，但主人卻在人民廣場（Piazza del Popolo）附近的餐廳招待我們。「人民廣場」名符其實的擠滿了聊著天的市民與踢足球的孩子。餐廳老闆是馬可的朋友，他跟我們打過招呼後，一道道美味佳餚開始依序出現在我們餐桌上：開胃菜是全穀寬麵，接著是鵝胸肉、烤當令時蔬、菊苣、香烤章魚、佩克里諾羊乳起司和當地橄欖。所有的菜餚都以當地橄欖油烹調，其中有些還是八百年前本篤會修士所種古樹的橄欖所榨出來的！我們所吃的食物中完全沒有一點動物性脂肪。當晚結束前，我們還喝掉兩瓶來自馬可自家葡萄園的有機紅酒。

人民廣場上許多家庭正散步著，馬可跟我說起義大利這個地區的居民種植、收成與食用食物和酒類的獨特之處。人們吃的食物絕大多數來自距離這裡不到五十英里遠的產地：亞得里亞海捕獲的鮮魚、各式各樣的當地起司、橄欖和新鮮水果，以及秋天獵殺的野豬和野鹿。食物供應受到地理的限制，因此餐點準備起來呈現出明顯的季節性，完全取決於當地食材的供應情況。當地產品多樣化的觸角也同樣延伸到酒類：不同的葡萄生長在不同的土壤上，土壤因距海遠近與日照量多寡而有著不一樣的化學成分

費爾莫顯然是個宗教之地。這樣說不僅是因為已有四位教宗誕生於此——他們的雕像

分別裝飾在廣場的各側；還因為費爾莫的農業歷史可以追溯到本篤會修士來到此處建立了法爾法修道院（monastery of Farfa），當時是西元八九〇年。四百年來，法爾法修士透過農業與農法教學促進了當地的繁榮。他們遵行「祈禱與工作」（Ora et labora）的信念，在土地上耕作、研究並記錄下他們的見解。至今，廣場附近的舊圖書館裡還能看到許多當時的手稿。

我們晚上搭配寬麵喝的第一瓶葡萄酒，是以佩克里諾葡萄（pecorino grape）釀成的乾白葡萄酒。馬可解釋說，這些葡萄的名字來自於拿它們來釀酒的山中牧羊人，而這些人也製作了我們佐酒的佩克里諾羊乳起司。他還指出，他酒莊的商標描繪的是一名修士輕柔地摘採葡萄的畫面，那動作溫柔得幾乎像是愛撫一般。馬可強調，修士們對自然及其產物的熱情、關注和尊重，在他的葡萄園傳承了下來，該葡萄園的名字 Le Corti Dei Farfensi 正是來自本篤會修士。

我們喝了第二瓶酒，那是馬凱大區南部的蒙特普爾恰諾（Montepulciano）和桑嬌維賽（Sangiovese）兩種葡萄混合釀造而成的陳年紅酒，最後再以一小塊提拉米蘇結束我們饒富教育意義的一餐。經過這一餐，我學到了這個地區的食物與酒類古老且獨特的生產方式。最重要的是，我意識到，地中海料理遠遠不只是一張主要食材清單和一餐中肉類或蔬菜的比例而已。在此環境生活幾天下來的親身體驗告訴我，歷史、宗教、環境與生物因素緊緊相互依存，是地中海飲食特別有益健康的主要原因。

這世界不時流行著各種飲食法，但地中海飲食不同，對於這種飲食及其類似飲食的健康益處，營養專家們有著極高的共識。傳統地中海飲食已演變了兩千多年，始於古希臘與羅馬時期，後來受到地中海沿岸的非洲與阿拉伯國家影響。這些不同的影響使得地中海沿岸國家的地方飲食，在種植、加工與食用的水果和其他植物性食物上，呈現出極高的多樣性。一頓典型的地中海飲食包含至少五份蔬菜、一至兩份豆類食物、三份水果、三至五份穀物、五份植物性脂肪（橄欖油、酪梨、堅果和種子），每週食用海鮮二至四次，紅肉不超過一次。地中海飲食的健康益處，在一九五〇與六〇年代梅奧醫院（Mayo Clinic）研究員安瑟爾．凱斯（Ancel Keys）帶領的「七國研究計畫」（Seven Countries Study）中，首次受到進行系統化的研究，來自義大利馬凱大區的蒙泰焦爾焦鎮（Montegiorgio）居民也被納入研究對象之一，這也是馬可種植有機葡萄和橄欖的地方。雖然地中海飲食的細節隨著國家和地區有所不同，而且從最初研究至今已有顯著變化，但基本的飲食模式都是大量攝取單元不飽和脂肪酸（主要來自橄欖油），每日攝取水果、蔬菜、全穀物穀片、低脂乳製品與適量紅酒；每週攝取魚、家禽、堅果與豆類，偶爾才少量攝取紅肉。雖然地中海飲食的平均脂肪含量從西西里島的二十%到希臘的三五%，有高有低，但是絕大多數的脂肪為植物性來源，尤其是橄欖油。許許多多的醫學文獻以流行病學研究與臨床試驗為根據，證明了地中海飲食確實有能夠降低各種疾病死亡率的好處，尤其是代謝症候群、心血管疾病、癌症、認知損傷和憂鬱症。近來，在一項結合過去所有相關文獻、涵蓋超過五十萬人的大型研究中，這些健康益處也再次獲得證實。

地中海飲食有利大腦健康的證據，不只出現在大型流行病學研究中。最近有一項研究，針對近七百名居住在美國的老年人，以大腦顯影來確認其大腦狀態與地中海飲食的可能相關性。研究顯示，比起未嚴格遵守地中海飲食的研究對象，嚴格遵守地中海飲食者的大腦有許多區域出現較多的活動。肉類攝取量較低，魚類攝取量較高，是導致這些差異的主要因素。在另一項研究中，研究者評估了一百四十六名老年人的飲食習慣，並在九年後再次研究他們的大腦。根據飲食評估結果，二六%的參與者得分屬於低地中海飲食，即未遵守地中海飲食；四七%為中等分數，另外二七%分數較高，代表遵守程度最高。研究者從大腦顯影中發現，是否遵守地中海飲食，與連接大腦各區的神經組織束的健全性，兩者有強烈的相關性。

研究人員提出了好幾種機制，試圖解釋地中海飲食多元的健康益處。首先，是橄欖油與紅酒中，含有大量具保護力的抗氧化劑與多酚，它們對人體的細胞健康有益；除此之外，最常被人們提及的，則是地中海飲食對身體的抗發炎作用。多酚是存在於各種食物和飲料內的植物性化合物。除了紅葡萄與橄欖外，許多其他蔬果都是豐富的多酚來源，咖啡、茶、巧克力和某些堅果也是。

我在不久前的十月某一天，再次與馬可見面，這次是為了到山上去看一年一度的橄欖採收。在樹上大約三十%的橄欖都成熟後的某一天，就會有大規模的人力投入採收橄欖，並在採收後的數小時內，將橄欖送到加工廠。馬可的工人在費爾莫當地約一千八百棵樹上採收橄欖，其中大多數的橄欖樹樹齡在五百至八百年間！這些樹不僅樹齡驚人，大小也一樣令人印象深刻，這些歪歪扭扭的樹幹要兩個人伸長手臂才能環抱，而且樹木所在的土壤富含有利於微生物生長的各種營養素，樹根朝四面八方綿延長達一百英呎遠，從廣大肥沃的土壤中擷取養分。他們辨別橄欖樹的樹齡、摘下還呈綠色的橄欖，並立刻在冷壓設備中進行加工，這些費事的採收程序都是為了保有最高含量的多酚。

馬可每年對剛榨出的橄欖油進行科學分析，分析結果顯示，這些老橄欖樹製成的油品多酚含量比年輕的樹多了好幾倍，而大多數市售橄欖油都是來自後者。我思考著樹齡與多酚含量成正比的原因。有沒有可能，這些化學化合物是這些樹製造來讓自己保持健康、富有生產力，以及對抗疾病與氣候波動的長壽配方？我們在這地區看到（而且科學調查也證實）這麼多健康活躍的九十幾歲高齡人士自由來去，他們和這些健康、長壽且壯麗的橄欖樹，以及和他們經常攝取這種有醫學價值的橄欖油之間，是否有什麼關聯性？

地中海飲食跟亞諾馬米人、哈札人的史前飲食，以及當今一些特定飲食（如魚素與素食）一樣，植物來源食物的比例都高於動物來源食物。我們現在知道，在這種以植物為主的飲食中，除了有大量的複合碳水化合物之外，還含有豐富的多酚，這對腸道菌叢也會產生益處。多酚不僅來自日常攝取的特級初榨橄欖油，堅果、莓果與紅酒也都富含這種對健康有益的化合物，而這些食物都是地中海飲食的基本要素。最近一項小型研究甚至顯示，喝紅酒可能對我們腸道菌叢的組成有正面影響。

所有的研究都證明了地中海飲食的顯著益處，此外，我們也不該忘了那些科學不易衡量的層面。分享美食時的社交連結感，還有享受美食者展現出的態度和見解，都是無法以實驗評估的。但如果我的費爾莫之行代表了些什麼，那麼我認為，前述這些因素很可能都是地中海飲食對健康有益的原因。

第十章　通往幸福與最佳健康的簡單之道

無論你是睡是醒，從出生那天到死亡為止，你的大腦、腸道和腸道菌叢，一天二十四小時都進行著密切的資訊交流。這些溝通不僅協調基本消化功能，還影響我們身而為人的各種經驗，包括我們的感受、我們如何做決定、如何社交、吃多少東西等。如果我們仔細聆聽它們之間的對話，就能在它們的引導下走向最佳的健康狀態。

我們生活在一個前所未有的時代。不只飲食發生了巨大的變化，我們所接觸的化學物質與藥物，也比歷史上任何時期都要多。我們正慢慢開始認識到，這些變化和慢性生活壓力，是如何影響我們的腸道菌，以及它們與腸道和大腦間的複雜對話。這些對話對常見腸胃道毛病（尤其是腸躁症）還有某些肥胖症，已經證實有著重要的作用。我們也正開始認識，腸道菌受到的干擾將如何影響大腦。最近研究顯示，腸—腦—菌群的互動受到改變，可能跟憂鬱症、焦慮症、自閉症、帕金森氏症，甚至是阿茲海默症等大腦疾病有關。但未罹患這些疾病的人士，也能透過更了解這個重要的對話，來改善自身的健康。

什麼是最佳健康？

幾年前，我的一位老朋友梅爾文．沙皮諾（Melvin Schapiro）和妻子，連同其他兩對來自波多黎各聖胡安（San Juan）的夫婦，一同前往加勒比海的一個偏遠島嶼度假。梅爾文和他的朋友已去過那裡好幾趟，但這次卻出事了。他們搭乘的小型螺旋槳飛機因為誤加了噴射機專用的燃油，在起飛後不久隨即墜毀。梅爾文和他同行的夥伴奇蹟般的存活下來，不過其中有些人受到重傷，需要住院治療。梅爾文的肋骨有多處骨折、椎骨斷裂，小腿還有一道很深的割傷，需要先在當地創傷中心接受小型手術。受傷後的數小時內，他被送回洛杉磯住院並接受進一步的治療。這個故事的神奇之處在於，儘管經歷了這些身體和情緒上的創傷，梅爾文很快就拄著拐杖恢復走路。事故發生後不過三週，他已回到辦公室工作，著手準備一個月後的重要醫學會議。

在美國，僅有少數人以最佳健康狀態生活著。所謂最佳健康狀態的定義是指在身體、心理、情緒、精神與社交層面都完全健康，活力充沛、有最佳的個人表現與高生產力。換句話說，這樣的人不僅沒有擾人的生理症狀，同時很快樂、樂觀、有許多朋友，並且樂在工作。我的朋友梅爾文就是這麼一位獨特的人。我們偶爾在報章雜誌上會看到這類人士的新聞，例如人稱「包頭旋風」（Turbaned Tornado）的福賈・辛格（Fauja Singh），他在八十九歲開始跑步，高齡一〇一歲時完成了倫敦馬拉松。「人生沒有幽默就等於白活了——生活就是要充滿快樂與歡笑。」辛格這麼說。

我有幾位已經七十好幾，甚至八十多歲的同事還非常活躍、健康，有高度生產力，他們不斷研究、指導學生、為病人看診、進行大型國際研究、到世界各地的科學研討會上發表自己的研究成果。如果說有什麼個人特質最為突出，那就是他們對生活的一切事物充滿好奇心，並為之興奮；他們以正面態度看待世界，不願被負面的人或事所困擾。他們的直覺決定似乎總是傾向正面樂觀，預期自己無論發生什麼事，都可以安然度過。而且我們也常常聽到，他們能迅速克服健康問題（例如我朋友的墜機事件）或生離死別（例如配偶死亡）恢復正常生活的事蹟。這些人似乎具有高度的復原力，能在生活發生令他們失去平衡的意外事件後，回到健康穩定的狀態。

據估計，非常健康的人僅占北美人口不到五%。「最佳健康狀態」一直是大眾媒體的流行話題，但醫師所接受的訓練卻不是來幫助病患實現這個目標的。傳統上，我們的健康照護體系——更適當的名稱其實是「疾病照護體系」——大部分只專注於治療慢性疾病的症狀、盡最大努力進行昂貴的篩檢診斷與長期藥物治療。美國聯邦政府資助的生物醫學研究，也同樣幾乎都著重於探索疾病機制，而非了解那些有助於達到最佳健康狀態的生理與環境因素。

比起少數那些非常健康的人，像珊迪這種人則普遍多了，她中年，已經離婚，生活在洛杉磯西區，是個事業成功的專業人士。珊迪一直努力做好專業領域上該做的事，同時盡力當兩個青少年女兒的好母親。雖然她一直都有腸胃敏感的問題，但她跟大多數有輕微這種症狀的人一樣，總認為自己是健康的，從來沒有為此諮詢過醫師。但她後來發現自己變得比較容易疲倦，不像以前那麼充滿活力，早上一醒來就開始覺得累，而且過去一年來體重增加了十五磅。她每個月都要搭飛機前往東岸好幾次，常搭深夜班機，她也注意到自己在舟車勞頓後，要花比過去更久的時間才能恢復。

珊迪過去一直不太關心自己的消化系統，除非是聽到電視上一堆廣告在鼓吹益生菌優格對消化道健康的好處，或是談話性節目的來賓在討論麩質的危險影響，不過最近她變了。她讀到無麩質飲食可以改善五花八門的健康狀況，跟她的症狀很像，所以她興起前來向我諮詢的念頭，想知道如何透過簡單而具體的飲食療法來改善自己的腸道菌相。

目前像珊迪這類所謂「生病前」的亞健康狀態者為數眾多，而且人數不斷增長。這些人沒有真正被診斷出什麼疾病。他們的血液檢測結果沒有任何早期疾病的生化證據，但他們可能有慢性壓力與憂慮的情況，需要更長的時間才能在壓力事件後回到放鬆的狀態。他們可能有體重過重或肥胖的問題，瀕臨高血壓，有輕微的慢性消化道不適症狀（從胃灼熱、脹氣到排便不規律等），還迫於時間與精力有限，因而與充實的社交生活無緣。他們常睡不好、有氣無力、出現疲勞症狀，身體某些部位反覆疼痛，尤其是下背部和頭部。他們可能把這些症狀視為自己養家活口或在事業上平步青雲的代價。儘管這些人通常並不符合醫師做出某個疾病診斷的標準，例如腸躁症、纖維肌痛症、慢性疲勞症候群或輕度高血壓，但在專門的檢測項目中，很可能可以看出幾項指標性的異常狀態，包括全身性發炎反應。

我們可以把這種「亞健康」狀態視為身體不斷耗損（也就是所謂的「身體調適負荷」〔allostatic load〕）的結果，人如果反覆體驗到輕微壓力或處於常態的慢性壓力底下，身體調適負荷會隨著時間增加。我們許多人都生活在充滿壓力的世界中，但有些人的身體會耗損得比其他人厲害。反覆或長時間啟動大腦的壓力迴路，會對代謝、心血管和大腦健康造成損害。或許是因為我們的腸道反應會影響腸道菌的行為，因此身體調適負荷也會對腸腦菌軸造成重大影響。隨著身體調適負荷的增加，我們的腸道菌，以及腸道菌與大腦的連結就會發揮作用，促成全身性的發炎反應，而發炎反應的惡化將使血液中發炎標記的指數升高，包括脂多醣、脂肪激素（由脂肪細胞產生的訊號傳遞分子）和一種稱為C反應蛋白（C-reactive protein）的物質。

正如我們所知道的，飲食可以與我們腸道菌叢產生交互作用，造成類似的發炎狀態，稱為「代謝性內毒素症」。我們有充分理由相信，其他方面都算健康的人如果有代謝性內毒素症，幾十年下來便足以使大腦產生重大的結構與功能變化。

更令人擔憂的是，慢性壓力和高脂飲食引發的腸道反應會使發炎狀態加劇。它們造成腸漏情形惡化，使腸道菌叢更可能啟動腸道的免疫系統。高壓也使許多人臣服於慰藉食物的誘惑，使大腦正調控後的壓力迴路成為新的正常值，進一步加劇腸道的發炎反應，構成惡性循環。

以高動物性脂肪飲食餵食腸道菌，再加上慢性壓力對大腦的長期耗損，在人體內形成了風暴，它將在某個時間點（很可能是其他一些不明因素的觸發之下），把我們從「亞健康」狀態推向許許多多常見的疾病漩渦，例如代謝症候群、冠狀動脈血管疾病、癌症與神經退化性疾病等。

我能給珊迪完善的醫療建議，並且告訴她該如何培養健康的腸道菌相嗎？我能建議她如何從「亞健康」狀態邁向「最佳健康」嗎？答案是，可以。我堅信每個人都能夠透過建立並維持腸腦菌軸的平衡，一步步達到最佳健康狀態。該怎麼做呢？答案就在於讓腸腦菌軸的復原力達到最大化。

怎樣算是健康的腸道菌相？

想保持腸道菌相的健康，我們要先知道怎樣算是健康的腸道菌相。

由於腸道菌相算是一個生態系統，所以如果我們從生態學家的角度來看待這個生態系統，會有一些幫助。你可以把人體想成是地理景觀，身體的不同部位為不同區域，各區域都為微生物提供了獨特的棲地。有的區域（如陰道）只有少數菌種，有些則住著各式各樣的菌種，例如口腔。即使在消化系統內，也有不同的區域，包括胃和小腸是低多樣性的棲地，大腸則是高多樣性的棲地，生活在那裡的腸道菌比身體任何其他部位都要多，多樣性也最為豐富。

我曾請生態學家、也是我在加州大學洛杉磯分校的同事丹尼爾·布朗斯登（Daniel Blumstein）描述一下，健康生態是一個怎樣的狀態。他提醒我，自然棲地可以有好幾種健康、穩定的狀態。換句話說，所有生態系統都可以展現出好幾種穩定狀態。以人體微生物的生態系統而言，有些穩定狀態與人體的健康相關，有些則與疾病畫上等號。

為了讓大家能夠理解生態系統中穩定狀態的概念，我喜歡用我在加州最喜歡的一條駕駛路線做比喻。從聖塔巴巴拉（Santa Barbara）沿著加州一號公路（也被稱為太平洋沿岸公路〔Pacific Coast Highway〕）開車到蒙特雷（Monterey），我喜歡看著橡樹和葡萄園林立的金黃色小丘一路綿延，隨著海岸的靠近，映入眼簾的是被山谷所分割的高大山脈。許多因素造就了這片美麗的景致，包括地質、河流、地震、構造變化、氣候與數千年來在此地生活的動物。現在，請想像你從高空中把一顆大球拋落到這個地理景觀上，然後看球如何滾動。你可以輕易預測到，球會落進山谷和其他窪地。窪地愈深，就需要更費力，才能讓球越過山頭、滾進另一個山谷。也就是說，當球落進窪地時，就是處於穩定狀態。窪地愈深，球的狀態就愈穩定。

你可以透過這個類比，把腸道菌生態想成一幅同樣多山的立體地理景觀圖。從窪地到山頂的距離，代表讓球越過山，滾落至另一個窪地所需的能量——也就是從某個暫時的穩定狀態，轉換至另一個穩定狀態所需的能量。史丹佛大學的小兒科醫師暨傑出微生物學家大衛・雷爾曼表示，腸道中最穩定的微生物狀態——山谷與最深的窪地——如果不是最佳健康狀態，就是慢性疾病狀態。

自然景觀的形成有許多原因，你的腸道菌相也一樣，是由許多因素決定的。其中一個重要因素是基因組成，以及這些基因受到早年生活正面或負面經驗影響所做的修正。你的免疫系統活動、飲食習慣、生活模式、環境和你獨特的腸道反應（這能反映出你腦袋的習慣）都很重要。

針對腸道菌叢組合進行的縱向研究為數不多，而這些研究似乎顯示，

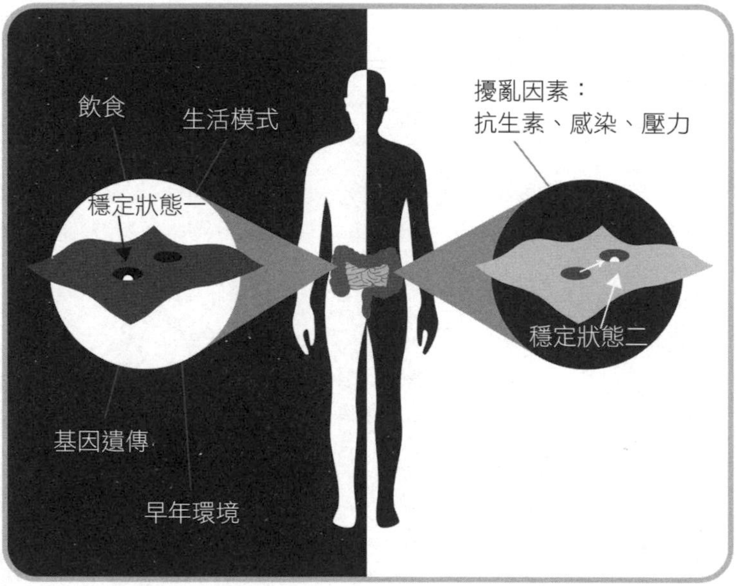

圖七：抗生素、壓力及感染如何改變腸道菌相的生態景觀

如果使用生態學的用語，有山與山谷的穩定地形，最適合被拿來解釋腸道組織和腸道菌相功能的概念。山谷愈深，該狀態抵禦擾亂的能力就愈強。狀態的穩定性取決於各種因素，包括基因與早年生活事件。該系統徹底受到擾亂時，就會離開原先的穩定狀態，移動到新狀態，這個新狀態可以是穩定或短暫的。許多這類新狀態都跟疾病有關。最常見的擾亂因素是抗生素、感染與壓力。

飲食變化、免疫功能與藥物使用，尤其是抗生素的使用，能夠促使某狀態改變為另一種狀態。這種轉變可能是暫時的，能迅速回復至健康的預設狀態；也可能是持久的改變，因此導致慢性疾病的形成。所以，你可能在腸道感染後較容易發生長期的消化道不適現象，或在吃過甜點後出現不健康的血糖飆升，端看你的腸道菌相景觀為何。腸道菌相景觀可以決定誰改吃健康飲食或服用益生菌後獲益較多，還有誰會對抗生素療程的作用較為敏感。

多樣性：一般認為，判斷腸道菌相健康與否的標準之一，是腸道菌種的多樣性與豐富度。跟我們周遭的自然生態系統一樣，腸道菌相的高多樣性代表高復原力，低多樣性代表易受擾亂影響。較少的腸道菌種代表承受感染（受到居住在我們腸道的致病菌、病毒或病原體感染）、不當飲食或藥物干擾的能力較低。

這個規則有一些顯而易見的例外，例如生活在新生兒腸道和陰道的菌群在健康時多樣性也不高，原因其來有自。新生兒的腸道菌相需要預留一些彈性，才能在早期設定時期創造出每個人獨一無二的腸道菌群落模式。陰道菌相則需要一些彈性來調整其功能，以適應其生育與分娩的獨特需求。大自然發展出充滿智慧的另類策略，以確保這些獨特棲地的穩定性，保護其免受感染和疾病。這兩個棲地主要是由乳桿菌和雙歧桿菌占據，這些菌種可以產生許多抗菌物質，而且獨特的是，它們能產生足夠的乳酸，打造出不利於大多數其他菌種和病原體生長的酸性環境。

腸道菌多樣性低、腸道菌群落相對不穩定的人，可能永遠都不會顯現任何明顯的病徵。不過，這種高風險人士的腸道菌叢一旦受到擾亂，較容易發展出疾病。愈來愈多的科學文獻顯示，肥胖、腸道炎症與其他自體免疫疾病，都跟腸道菌多樣性降低有關，而這常是反覆接觸抗生素的結果。未來可能會證明，有更多疾病與此相關。

不幸的是，要減少成年人的腸道菌多樣性，似乎比讓它增加到超過三歲前建立的多樣性程度更容易。舉例來說，不管任何年齡，服用抗生素都能相對輕易的就減少腸道菌的多樣性，但研究顯示，想提高自己一般狀態下的腸道菌多樣性，藉此增加感染疾病時的復原力並改善健康，就相對困難得多。無論你吞下多少益生菌製劑、吃了多少德國酸菜和泡菜、選擇的飲食模式有多極端，基本的腸道菌組成和多樣性仍會保持相對穩定。

但你不必就此高舉雙手投降。我們知道益生菌療法可藉由改變菌群製造的代謝物，對我們的腸道健康帶來益處。這種益生菌療法對腸道菌健康的影響力比較顯著時間點，可能是菌群仍在發展階段的幼年時期，或腸道多樣性因為服用廣效抗生素而大幅縮減時，或處於慢性生活壓力的期間。

腸道菌多樣性如何保護你免於疾病？多樣性與健康生態系統的兩個關鍵性質有關——

穩定性和復原力。

穩定性和復原力：雖然你身上的微生物菌種可能跟你的同事或表兄弟姊妹不同，但人通常會長時間帶有同一套關鍵菌種。這種穩定狀態對你的身心健康非常重要，能確保友善的腸道菌會在受到壓力擾亂後迅速恢復平衡狀態，一直保持對人體有益的活動。這就是具有復原力的腸道菌相。

相反的，有些人的腸道菌對擾亂因素特別敏感，例如在墨西哥度假時才發生腸胃炎症狀的史東太太，她的腸道菌相顯然一開始就比其他同行者缺乏復原力和穩定性。她的腸道菌景觀是否受到她度假當時經歷的慢性壓力影響？或者是一連串的早年負面經驗永久改變了她的腸道菌景觀，使其一開始就比較不穩定？

保健食品產業和媒體大肆鼓吹，健康的腸道菌相是由特定某些菌種所構成的，但近來出現的生態觀點，對健康腸道菌相的定義卻十分不同。事實上，每個人身上的腸道菌種可能只有十％相同。換句話說，你和朋友可能都有健康的腸道菌相，但你們的腸道菌群落卻有極大的差別。也就是說，健康的腸道菌狀態可能有好幾種。

也就是說，我們無法透過快速分析腸道菌種，例如普雷沃氏菌屬和擬桿菌屬的比例，或厚壁菌門和擬桿菌門的比例如何，來評估你腸腦軸線的健全性與你的健康狀態。這同時也意謂著，關於該吃哪種益生菌、哪種飲食療法有明確的益處，我們實在不太可能提供一套適合所有人的建議。

不過，差異很大的腸道菌叢卻可能產生很相似的代謝物模式。這意謂著未來在評估腸道菌相的健康狀況時，不僅會看是否有特定的腸道菌，也會看它們有哪些基因表現，以及啟動了哪些代謝途徑。

我們不能期望只透過一種簡單的療法（例如某種特定的飲食模式）來改善腸道菌相，而不去注意影響腸道菌功能的其他因素，例如跟壓力、憤怒、焦慮相關的不健康腸道反應。如果你還是繼續吃高動物性脂肪、低植物性飲食，那麼每天光靠吃添加益生菌的優格、短時間食用泡菜或德國酸菜，飲食中完全不吃穀物、複合碳水化合物或麩質，也不會有太大用處。這些飲食法本身無法改善腸道與大腦長期受到干擾的對話。如果你沒有乳糜瀉，卻決定改吃無麩質飲食，那麼產值數十億美元的無麩質業者會拍手叫好，但多數情形下，這個決定不會對你的身心健康有任何長期的作用。科學證據指出，改變飲食還不夠，你需要修正自己的生活模式。

什麼時候最該為「最佳健康」投注心力？

腸腦菌軸在這三個時期最脆弱，且容易受到有害健康的因素影響：周產期（也就是孕期到嬰兒期）、成年期與老年期，而科學家們現在一致認為，從生命在子宮內發育起的最初幾年，對我們長期的身心健康最為重要。

從出生到年滿十八歲，我們與世界的互動——心理社會影響、飲食與食物中的化學物質（包括抗生素、食品添加劑、人工甜味劑等）——形塑了我們的腸腦菌軸。從出生到三歲的早年生活，是形成腸道菌結構特別關鍵的時期。腸道菌相和大腦迴路在此時期仍在發育，這段時間造成的變化通常會持續終身。此外，你的大腦正在資料庫中將腸道知覺和相關情緒感覺歸檔，它們將形成你終身的背景情緒、性格，並且讓你能根據腸道感覺做出有利的決定。

而在我們整個成年生活中，吃什麼和有些什麼感覺，深刻影響我們的腸道菌和腸道中其他關鍵參與者——免疫細胞、荷爾蒙與血清素細胞、感覺神經末梢等——之間的化學對話。這個「腸道核心小組」把訊息傳送回大腦，影響我們想吃的慾望、對壓力的敏感程度、有哪些感覺，以及如何做出以腸道感覺為基礎的決定。同時，我們的情緒和相關的腸道反應會左右腸道內的複雜對話，而這對腸道會傳送什麼類型的訊息回大腦有很大的影響。

改變腸腦菌對話的後果可能要到生命較後期，當腸道菌叢的多樣性和復原力都減弱時才會顯現。這使得我們更容易發生神經退化性疾病，如阿茲海默症與帕金森氏症。我們必須在大腦損傷表現出更嚴重的症狀前，提早多多注意我們的腸腦菌軸，才能預防這些毀滅性的疾病。

從腸道菌相著手來改善健康

我們在迅速破解腸道菌、腸道與神經系統間複雜化學對話的同時，也努力想知道要如何把這些知識用來改善人體健康。

不過，要提出有明確證據的健康建議，我們必須先回答幾個重要的研究問題。史丹佛大學的微生物學專家大衛．雷爾曼最近把這些問題整理如下：人在出生後，決定菌群組合最重要的過程和因素是什麼？兒童時期腸道菌的組合是否會改變成年後的健康與疾病風險？決定腸道菌相的穩定性和復原力最重要的因素是什麼？如何讓腸道菌叢有更高的穩定性與復原力，以及如何在腸道菌叢不健康時助其恢復健康？為了回答這些與那些問題，我們需要設計完善的臨床研究，以評估各種可能彼此影響的疾病成因，包括腸道菌相在內。

如果哪天，評估某人的腸道菌景觀和該系統中所產生的訊息傳遞分子，成了我們能力所及的事，那我們就能夠確定他是否容易受到抗生素、壓力、飲食與其他破壞穩定的因素影響，並且據此設計預防疾病發生的個人化醫療，或藉由改變生活方式、飲食干預或未來的醫療方式，讓腸道菌叢恢復健康。最近一項研究顯示，考量多重個人因素（包括腸道菌相構造）的客製化飲食建議，能更有效地控制餐後血糖。

我們也可能從腸道菌相看出未來身體或大腦疾病的早期預警徵兆。拿簡單的糞便採樣進行腸道菌分析，有機會成為醫療體系中最有力的篩檢工具之一。這種方式有助於檢測出特定疾病，或罹患某特定疾病的風險，包括目前仍所知甚少的腸腦相關疾病，例如泛自閉症障礙、帕金森氏症、阿茲海默症和憂鬱症。

應用腸道菌的新療法指日可待。微生物學家和新創公司的執行長們正忙於運用新的電腦工具，探索人類腸道菌相的新療法。他們已在人類腸道菌叢中找到大量新的候選藥物，還希望能取得基改益生菌的專利，透過改變患者的腸道菌結構，來治療各種疾病，包括焦慮症、憂鬱症與腸躁症、慢性便祕等腸腦相關疾病，不過實際狀況可能比他們想像得更困難許多。腸道菌叢是由許多彼此影響的菌種所組成的，想要控制、添加或針對個別菌種進行操作，而不影響到整體生態平衡是十分困難的。也許在遙遠的未來，運用奈米技術和基改益生菌來操縱菌群的昂貴新療法，可以做到瞄準複雜生態系統中的個別菌種；但在可預見的未來，這不是實際可行的方式。

不過，現在倒是有一些不必花大錢，而且可以馬上實行的方法。在《科學》期刊最近一篇文章中，牛津大學的喬納斯．施路特（Jonas Schluter）和凱文．福斯特（Kevin Foster）建議，我們應該成為「生態系統工程師」，善用普遍且適用於整個系統的菌群特質，讓身體從中獲益。這意謂著你對系統的建築藍圖必須有基本的認識，而且對那些保證可以強化健康、過於簡化的解方，你也必須心存懷疑。

我們該怎麼做呢？

對你的腸道菌進行有機自然耕作。你應該把自己的腸道菌相想成一座農場，而腸道菌叢是農場上的動物，再來決定你要餵它們吃什麼，好增加它們的多樣性、穩定性和健康，讓它們可以生產出最多對大腦有良好影響的訊息分子。你會餵它們吃充滿可能有害的化學物質或富含不健康添加劑的食物嗎？這是控制你把什麼吃進肚子裡的第一步，讓你下次在逛超市、想買速食當午餐，或考慮該不該點甜點時，更有意識的做出正確判斷。

減少飲食中的動物性脂肪。典型北美飲食中的動物性脂肪，無論是明顯可見或隱藏在許多加工食品中的動物性脂肪，都對你的健康有害。動物性脂肪會增加你的腰圍，而且近來有數據顯示，加工肉類的脂肪含量特別高，會提高罹患好幾種惡性腫瘤的風險，包括乳癌、結腸癌和前列腺癌。高動物性脂肪的攝取也不利於大腦的健康。愈來愈多證據顯示，飲食中的脂肪會改變腸道菌傳遞給大腦的訊號（這是透過免疫系統進行的），因而改變神經系統的功能和結構。由於我們的腸腦軸線並未演化至足以應付每日攝取的大量脂肪和玉米糖漿，高脂肪飲食將造成飲食行為失調的惡性循環，傷害大腦健康，請你務必意識到這些不健康的後果。

盡量增加腸道菌的多樣性。如果你想盡可能增加腸道菌的多樣性、增加它的復原力，並降低罹患大腦慢性疾病的風險，請遵循營養學家、心臟科醫師、公共衛生官員的老生常談：適度攝取脂肪含量低的肉類，主要以魚和家禽類為主，增加攝取以不同植物纖維形式存在的多種益菌生食物，這是目前知道能夠增加腸道菌多樣性的食物組合。

居住在亞馬遜雨林中的原住民認識數百種飲食和藥用植物，並食用非常多樣的野生動物。數十萬年來，我們的腸道知覺機制已演化到足以識別並編碼大量這類充滿營養與藥用價值的植物訊息。腸道有數量驚人的感測器，能回應各式各樣的草藥和植化素，從芥末到辣椒，從薄荷味、甜味到苦味不一而足。我們都知道這些草本植物和食物訊息會傳送到大腦和腸神經系統，對我們的消化和感覺產生重要的影響。如果不是對健康有益，大自然就不會在數百萬年的演化過程中發展出這些機制。

學著傾聽你腸道的聲音——在這裡的意思是指，請記得，你的腸道已演化出一個精密的系統，可處理各種自然生長的蔬菜、水果和其他植物來源的食物，以及少量的動物蛋白，但難以處理食品工業添加至加工食品中的那些脂肪、糖分和添加劑。除非你被診斷出有十分嚴重的健康問題，例如對特定食物過敏（例如海鮮與花生過敏）或乳糜瀉，否則請盡量避免採行限制食物天然多元性的極端飲食，尤其別限制植物來源的食物。你可以在高多樣性、以植物來源為主的一般基本原則內，制定自己個人化的飲食。

避免大規模生產的加工食物，盡可能食用有機栽種的食物。請遵從麥可·波倫在他最近的《飲食規則》（*Food Rules*）一書中的建議：只買在市場上看起來像食物的東西。如果它們看起來不像食物，就很可能含有傷害大腦的食品添加劑，包括人工甜味劑、乳化劑、果糖玉米糖漿和小麥蛋白等諸多成分。基於相同的理由，請注意暗藏在超市食物中的危機。請仔細閱讀食品標示，確認食品中的成分和添加劑；試著找出食物的來源是哪裡。如果經常這麼做，你會很訝異自己買的魚和家禽，可能來自對如何飼養這些動物、可以餵食什麼飼料等毫無規定的國家，你也會訝異一包所謂的「低脂」薯片含有多少卡路里。

現代的食品製造商已經完全漠視微生物世界的複雜性與自然界生物多樣性的重要，只把產量和獲利擺第一。工業化養殖的牛肉、家禽、魚和其他海鮮違反生態法則，創造出受到破壞、必須用抗生素和其他化學藥品才能維繫的生態景觀。此外，這些牲畜和魚類養殖場所產生的廢物，以及流出養殖場、對抗生素具抗藥性的微生物，都波及周圍的棲地。這種由周圍已受汙染的生態系統——無論是水、土壤或空氣——生產出來的產品最終會流向你，並且對你的健康造成風險。

減少土壤、植物和農場動物腸胃道中的微生物多樣性，最終可能傷害我們自己的腸道菌和神經系統。請記得，用於基改作物的農藥可能不會直接傷害人體，卻可能影響我們腸道菌的功能與健康，以及它們跟大腦的交互作用。大規模生產的肉類和海鮮產品中殘留的低劑量抗生素也一樣。

多吃發酵食品和益生菌。雖然相關的科學研究仍在發展當中，但盡量固定攝取發酵食品和所有類型的益生菌，以維持腸道菌的多樣性，仍是明智之舉，尤其是當你處於壓力下、服用抗生素期間和老年期。所有的發酵食品都含有益生菌，是具有潛在健康益處的活菌；某些市售發酵乳製品、飲料或錠劑中的益生菌，經評估也證實對健康有益。不幸的是，類似的益生菌產品數以百計、五花八門，它們的製造商曖昧不明的號稱產品具有健康益處，但這之中的許多產品，我們甚至不知道它們能否有足夠的活菌可抵達大小腸，發揮自己所宣稱的功效。反觀，人類食用自然發酵、未經巴氏殺菌的食物已有數千年的歷史，你可以把這類發酵食品納入自己的日常飲食中。這類產品包括泡菜、德國酸菜、康普茶（kombucha）、味噌等。各式發酵乳製品，例如克菲爾牛奶酒（kefir）、不同類型的優格和數以百計的各種起司，都含有益生菌。建議你選擇不含乳化劑、人工色素和人工甜味劑的低脂低糖產品。

攝取富含益生菌的優格等發酵乳製品，也同時是在餵自己的腸道菌吃重要的益菌生（例如我們上一章討論的母乳寡糖）；而攝取發酵蔬菜，則是餵腸道菌吃另一種形式的益菌生，例如來自複合植物碳水化合物的膳食纖維。你在成年後吃下肚的益生菌不會就此成為你腸道菌的一部分，但定期攝取益生菌有助於你在狀況較差時，保持腸道菌多樣性，並使腸道菌產生的代謝物模式正常化。

注意產前營養和壓力。如果你是正值生育年齡的婦女，這件事也很重要：妳的飲食會影響妳的孩子，從懷孕、生產到母乳哺育，直到孩子三歲左右腸道菌相完全建立為止。母體腸道菌相產生的代謝物可能影響到胎兒大腦的發育，飲食引發的腸腦菌軸發炎可能會損害胎兒發育中的大腦。事實上，懷孕期間全身性發炎是自閉症與精神分裂症等大腦疾病的重大風險因素，母親採取高脂飲食而造成的低度發炎，也可能以更微妙的方式對胎兒大腦發育形成不利影響。另一方面，母親懷孕期間的壓力或孩子長大時源自母親的壓力，對於他的大腦和腸道菌叢發展有負面影響，而且經常導致兒童的行為問題，這都是有詳實文獻紀錄的。

減少飲食份量。這麼做可以限制你攝取的熱量，使飲食份量符合身體的代謝需求，同時也減少了你攝取的脂肪量。食用包裝食品時，請注意食品標示上的建議攝取量。洋芋片包裝上的熱量可能看似合理，但其實是指只吃幾片的熱量。整包所含的熱量和脂肪可能遠超過你當天想要的攝取量。

斷食可幫助淘汰腸道菌。數千年來，定期斷食一直是許多文化、宗教與醫療傳統不可或缺的一部分。較長時間的斷食可能對大腦的功能和身心健康有正面影響。關於斷食的好處，一般流行說法是這麼做可以排毒，藉此清潔腸道和身體。但根據我們現在對腸腦菌交互作用的認識，斷食可能對腸道菌相的組成和功能產生重大影響，所及範圍可能達到大腦。

腸胃是空的時候，會展開週期性的高幅收縮，從食道到結腸緩慢而有力的推進。同時，胰臟和膽囊會分泌消化液。這種稱為移行性複合運動的結合效應，就相當於每週的社區街道清掃活動。我們目前不清楚這種街道清掃活動，對腸道菌有什麼作用，或是否會改變它們產生的代謝物。但有充分的證據顯示，這種清掃活動會把居住在小腸中的少數菌群，掃進大多數腸道菌生活的結腸。移行性複合運動不活躍的人，有較豐富的腸道菌生長在小腸內部，這種情況稱為「小腸細菌過度生長」，容易導致腹部不適、脹氣和排便習慣改變。斷食是否也會減少大腸中微生物的豐富性，或影響生活在腸道內壁附近的微生物，我們目前還不知道。

斷食也可能重設腸道中腸腦溝通所需的許多感官機制，包括我們感測飽足感的主要食慾控制機制。小腸中若一天以上沒有脂肪，迷走神經末梢對降低食慾荷爾蒙（如膽囊收縮素或瘦素）的敏感度就有可能恢復，並且下視丘的敏感度設定也將恢復至正常水準。

壓力緊繃、憤怒或傷心時不要吃東西。想把腸道菌養好，吃對食物只做對一半。現在我們知道，情緒會造成腸道反應，因而對腸道與菌群環境產生巨大影響。負面情緒狀態會透過幾種方式使腸腦菌軸失衡。它會使腸漏更嚴重、啟動腸道的免疫系統、觸發腸壁的內分泌細胞分泌訊息傳遞分子，例如去甲腎上腺素和血清素等壓力荷爾蒙，還會減少腸道菌叢中的重要成員，尤其是乳桿菌和雙歧桿菌。這些變化可以大幅改變腸道菌的行為，而這些行為變化可能影響菌群結構、腸道菌如何分解食物成分，以及把哪些代謝物送回大腦。

基於上述種種原因，無論你在天然食品超市選擇食物時有多謹慎，無論你有多相信最新飲食法的健康益處，壓力、憤怒、悲傷或焦慮的感覺一定會在餐桌上現身。這些負面情緒不僅會毀了那一餐，如果你在情緒不好的時候用餐，也可能對腸道和大腦產生不利的影響。想想先前提到的法蘭克，在不熟悉的餐廳用餐時，他擔心自己離洗手間不夠近，於是產生食物不耐症狀；再想想面對壓力時無法停止嘔吐的比爾。此外，如果不留意體內的壓力或其他負面情緒，你可能會忍不住投向慰藉食物的懷抱，即使這類食物並不健康。

基於這些原因，坐下來吃東西前，請快速掃視自己的身心狀態，並留意情緒。如果感到壓力、焦慮或憤怒，就盡量避免把食物丟進混亂的腸道中。

此外，如果你容易焦慮，或者患有焦慮症或憂鬱症，這些負面心理狀態對於腸道菌消化腸道內殘餘食物的影響更是顯著，而且即使你很清楚這個狀況，卻可能難以做出改變。如果是這樣，尋求醫師或心理醫師的協助，來治療這種常見的病症是明智之舉。

一起享用美食。正如負面情緒對你的腸腦菌軸有不利的影響，幸福、快樂、跟他人連結在一起的感覺，則可能是有利的。如果你吃東西的時候心情愉快，大腦會傳送訊息到腸道，你可以把這些訊息想成能增加食物風味、讓腸腦菌愉快的特殊成分。我認為，快樂的腸道菌會產生一套完全不同的代謝物，它們對大腦是有益的。許多有關地中海飲食的科學文章也指出，地中海飲食的某些健康益處，可能來自於採行這種飲食法的國家擁有的生活方式和其人民密切的社會互動。由此產生的連結感和幸福感幾乎必然對腸道有所影響，而且影響腸道菌叢對你吃些什麼產生反應。

在掃描過你的身體、意識到自己的感覺之後，試著轉換成正面的情緒狀態，然後體驗這種轉變對你整體身心健康的差異。能有效轉換情緒的技巧很多，除了正念減壓法，還包括認知行為治療、催眠和自我放鬆技巧等。你或許餐餐都可以感覺到它們帶來的好處，也可能在一段時間後才注意到這些益處。

成為傾聽腸道感覺的專家

正念減壓法也可以幫助你與自己的腸道感覺取得連結。隱含在這些感覺狀態中的想法與記憶，會導致我們的負面偏見，透過正念減壓法可以使其減少。正念有助於緩解腸腦軸線的各種疾病。

人們通常會這樣描述正念冥想：「關注當下的經驗，不做評判。」如果想學會正念，你必須熟練三個彼此相關的技巧：學習專注並保持對當下的注意力、改善控管自己情緒的能力、發展出更大程度的自覺。正常情況下，我們都不會有意識地感覺到大多數送往大腦的身體訊息。正念冥想的關鍵之一，正是學習更有意識地去感受這些身體知覺，包括與深度腹式呼吸相關的各種知覺，以及消化系統的狀態。透過更有意識地感受那些與好壞腸道反應相關的各種腸道感覺，你可以更有效地控管自己的情緒。許多研究報告指出（其中包括我同事柯爾絲頓．蒂莉希所做的腦部造影研究在內），冥想能影響好幾個大腦關鍵區域，而那些是能協助你注意周圍世界和體內發生的事，並判斷其好壞的大腦區域。冥想還能造成數個大腦區域的結構變化，包括與身體意識、記憶、情緒調節、大腦右半球及左半球之間結構連結有關的區域。

保持大腦和腸道菌叢的健康

有明確的證據證實，規律運動可以增進健康。任何幫助人們達成最佳健康狀態的建議，必定少不了要包含規律運動這一項。有氧運動對大腦結構和功能的益處已得到充分證實，它可以減緩伴隨年齡增長而有的大腦皮質厚度減少的現象，還能改善認知功能、降低壓力反應程度。由於大腦、腸道與腸道菌之間存在著密切的交互作用，我認為規律運動對大腦的健康益處，毫無疑問也會以正面的方式反映在腸道菌相上。

要餵腸道菌吃什麼？怎麼餵？

- 盡量增加天然發酵食品和益生菌的常態攝取，增加腸道菌的多樣性。
- 做出更好的營養選擇，減少腸道菌叢引起發炎的反應。
  - 減少飲食中的動物性脂肪。
  - 盡可能避免大規模生產的加工食品，選擇有機栽種的食物。
- 用餐時份量減少。

- 注意孕期營養。
- 降低壓力並且練習正念。
- 壓力緊繃、憤怒或悲傷時，盡量避免進食。
- 享受食物的祕密樂趣與社交層面。
- 成為傾聽腸道感覺的專家。

我們人類一直著迷於探索太空的新領域與廣大無垠的海洋，卻似乎完全忽視了自己體內複雜的宇宙，直到最近才出現轉變。雖然關於這個系統是如何影響我們的健康與幸福，仍有許多尚待學習的事物，但這門新興的科學已對我們的身心產生重大影響。

腸腦菌軸把我們的大腦健康，跟我們吃些什麼、如何種植與加工食物、服用何種藥物、如何來到這世上，以及一生中如何與環境裡的微生物互動，緊密地串連在一起。我們現在才開始充分了解這種萬物彼此相連的美妙複雜關係，我們人類在其中僅代表了極小的一部分。我確信，我們在未來將會以非常不同的眼光來看待這個世界、我們自己和自己的健康。

這種新意識將把人們的焦點，從治療疾病轉向實現最佳健康。這將讓耗費數十億美元的醫療策略轉向，包括那些以戰爭般的焦土療法來對付癌症、以癱瘓腸胃道的手術來治療肥胖症、以昂貴的長期照護方案應付各種認知衰退疾病等。這種新觀念將使我們不再成為藥物日增下的被動接受者，而是成為自己生態系統的工程師，運用讓腸腦菌軸交互作用高效運作的知識、力量和動機，帶著達到最佳健康的目標，一肩扛起讓腸腦軸線最佳化運作的責任。

參考書目

Aagaard, Kjersti, Jun Ma, Kathleen M. Antony, Radhika Ganu, Joseph Petrosino, and James Versalovic. "The Placenta Harbors a Unique Microbiome." *Science Translational Medicine* 6 (2014): 237ra65.

Abell, Thomas L., Kathleen A. Adams, Richard. G. Boles, Athos Bousvaros, S. K. F. Chong, David R. Fleisher, William L. Hasler, et al. "Cyclic Vomiting Syndrome in Adults." *Neurogastroenterology and Motility* 20 (2008): 269–84.

Aksenov, Pavel. "Stanislav Petrovic: The Man Who May Have Saved the World." BBC News, September 26, 2013. http://www.bbc.com/news/world-europe-24280831.

Albenberg, Lindsey G., and Gary D. Wu. "Diet and the Intestinal Microbiome: Associations, Functions, and Implications for Health and Disease." *Gastroenterology* 146 (2014): 1564–72.

Alcock, Joe, Carlo C. Maley, and C. Athena Aktipis. "Is Eating Behavior Manipulated by the Gastrointestinal Microbiota? Evolutionary Pressures and Potential Mechanisms." *Bioessays* 36 (2014): 940–49.

Allman, John M., Karli K. Watson, Nicole A. Tetreault, and Atiya Y. Hakeem. "Intuition and Autism: A Possible Role for Von Economo Neurons." *Trends in Cognitive Neurosciences* 9 (2005): 367–73.

Almy, Thomas P., and Maurice Tulin. "Alterations in Colonic Function in Man Under Stress. I. Experimental Production of Changes Simulating the Irritable Colon." *Gastroenterology* 8 (1947): 616–26.

Aziz, Imran, Marios Hadjivassiliou, and David S. Sanders. "The Spectrum of Noncoeliac Gluten Sensitivity." *Nature Reviews Gastroenterology and Hepatology* 12 (2015): 516–26.

Baeckhed, Fredrik, Josefine Roswall, Yangqing Peng, Qiang Feng, Huijue Jia, Petia Kovatcheva-Datchary, Yin Li, et al. "Dynamics and Stabilization of the Human Gut Microbiome During the First Year of Life." *Cell Host and Microbe* 17 (2015): 690–703.

Bailey, Michael T., Gabriele R. Lubach, and Christopher L. Coe. "Prenatal Stress Alters Bacterial Colonization of the Gut in Infant Monkeys." *Journal of Pediatric Gastroenterology and Nutrition* 38 (2004): 414–21.

Bailey, Michael T., Scot E. Dowd, Jeffrey D. Galley, Amy R. Hufnagle, Rebecca G. Allen, and Mark Lyte. "Exposure to a Social Stressor Alters the Structure of the Intestinal Microbiota: Implications for Stressor-Induced Immunomodulation." *Brain, Behavior and Immunity* 25 (2011): 397–407.

Bercik, Premysl, Emmanuel Denou, Josh Collins, Wendy Jackson, Jun Lu, Jennifer Jury, Yikang Deng, et al. "The Intestinal Microbiota Affect Central Levels of Brain-Derived Neurotropic Factor and Behavior in Mice." *Gastroenterology* 141 (2011): 599–609, 609.e1–3.

Berdoy, Manuel, Joanne P. Webster, and David W. Macdonald. "Fatal Attraction in Rats Infected with Toxoplasma gondii." *Proceedings of the Royal Society B: Biological Sciences* 267 (2000): 1591–94.

Bested, Alison C., Alan C. Logan, and Eva M. Selhub. "Intestinal Microbiota, Probiotics and Mental Health: From Metchnikoff to Modern Advances: Part II—Contemporary Contextual Research." *Gut Pathogens* 5 (2013): 3.

Binder, Elisabeth B., and Charles B. Nemeroff. "The CRF System, Stress, Depression, and Anxiety: Insights from Human Genetic Studies." *Molecular Psychiatry* 15 (2010): 574–88.

Blaser, Martin. *Missing Microbes.* New York: Henry Holt, 2014.

Braak, Heiko, U. Rüb, W. P. Gai, and Kelly Del Tredici. "Idiopathic Parkinson's Disease: Possible Routes by Which Vulnerable Neuronal Types May Be Subject to Neuroinvasion by an Unknown Pathogen." *Journal of Neural Transmission (Vienna)* 110 (2003): 517–36.

Bravo, Javier A., Paul Forsythe, Marianne V. Chew, Emily Escaravage, Hélène M. Savignac, Timothy G. Dinan, John Bienenstock, and John F. Cryan. "Ingestion of Lactobacillus Strain Regulates Emotional Behavior and Central GABA Receptor Expression in a Mouse via the Vagus Nerve." *Proceedings of the National Academy of Sciences USA* 108 (2011): 16050–55.

Bronson, Stephanie L., and Tracy L. Bale. "The Placenta as a Mediator of Stress Effects on Neurodevelopmental Reprogramming." *Neuropsychopharmacology* 41 (2016): 207–18.

Buchsbaum, Monte S., Erin A. Hazlett, Joseph Wu, and William E. Bunney Jr. "Positron Emission Tomography with Deoxyglucose-F18 Imaging of Sleep." *Neuropsychopharmacology* 25, no. 5 Suppl (2001): S50–S56.

Caldji, Christian, Ian C. Hellstrom, Tie-Yuan Zhang, Josie Diorio, and Michael J. Meaney. "Environmental Regulation of the Neural Epigenome." *FEBS Letters* 585 (2011): 2049–58.

Cani, Patrice D., and Amandine Everard. "Talking Microbes: When Gut Bacteria Interact with Diet and Host Organs." *Molecular Nutrition and Food Research* 60 (2016): 58–66.

Champagne, Frances, and Michael J. Meaney. "Like Mother, like Daughter: Evidence for Non-Genomic Transmission of Parental Behavior and Stress Responsivity." *Progress in Brain Research* 133 (2001): 287–302.

Chassaing, Benoit, Jesse D. Aitken, Andrew T. Gewirtz, and Matam Vijay-Kumar. “Gut Microbiota Drives Metabolic Disease in Immunologically Altered Mice.” *Advances in Immunology* 116 (2012): 93–112.

Chassaing, Benoit, Omry Koren, Julia K. Goodrich, Angela C. Poole, Shanthi Srinivasan, Ruth E. Ley, and Andrew T. Gewirtz. “Dietary Emulsifiers Impact the Mouse Gut Microbiota Promoting Colitis and Metabolic Syndrome.” *Nature* 519 (2015): 92–96.

Chu, Hiutung, and Sarkis K. Mazmanian. “Innate Immune Recognition of the Microbiota Promotes Host-Microbial Symbiosis.” *Nature Immunology* 14 (2013): 668–75.

Collins, Stephen M., Michael Surette, and Premysl Bercik. “The Interplay Between the Intestinal Microbiota and the Brain.” *Nature Reviews Microbiology* 10 (2012): 735–42.

Costello, Elizabeth K., Keaton Stagaman, Les Dethlefsen, Brendan J. M. Bohannan, and David A. Relman. “The Application of Ecological Theory Toward an Understanding of the Human Microbiome.” *Science* 336 (2012): 1255–62.

Coutinho, Santosh V., Paul M. Plotsky, Marc Sablad, John C. Miller, H. Zhou, Alfred I. Bayati, James A. McRoberts, and Emeran A. Mayer. “Neonatal Maternal Separation Alters Stress-Induced Responses to Viscerosomatic Nociceptive Stimuli in Rat.” *American Journal of Physiology—Gastrointestinal and Liver Physiology* 282 (2002): G307–16.

Cox, Laura M., Shingo Yamanashi, Jiho Sohn, Alexander V. Alekseyenko, Jacqueline M. Young, Ilseung Cho, Sungheon Kim, Hullin Li, Zhan Gao, Douglas Mahana, Jorge G. Zarate Rodriguez, Arlin B. Rogers, Nicolas Robine, P’ng Loke, and Martin Blaser. *Cell* 158 (2014): 705–721.

Coyte, Katherine Z., Jonas Schluter, and Kevin R. Foster. “The Ecology of the Microbiome: Networks, Competition, and Stability.” *Science* 350 (2015): 663–66.

Craig, A. D. How *Do You Feel? An Interoceptive Moment with Your Neurobiological Self.* Princeton, NJ: Princeton University Press, 2015.

———. “How Do You Feel—Now? The Anterior Insula and Human Awareness.” *Nature Reviews Neuroscience* 10 (2009): 59–70.

———. “Interoception and Emotion: A Neuroanatomical Perspective.” In *Handbook of Emotions,* 3rd ed. Edited by Michael Lewis, Jeannette M. Haviland-Jones, and Lisa Feldman Barrett, 272–88. New York: Guilford Press, 2008.

Critchley, Hugo D., Stefan Wiens, Pia Rotshtein, Arne Öhman, and Raymond J. Dolan. “Neural Systems Supporting Interoceptive Awareness.” *Nature Neuroscience* 7 (2004): 189–95.

Cryan, John F., and Timothy G. Dinan. "Mind-Altering Microorganisms: The Impact of the Gut Microbiota on Brain and Behaviour." *Nature Reviews Neuroscience* 13 (2012): 701–12.

Damasio, Antonio. *Descartes' Error: Emotion, Reason, and the Human Brain.* New York: Putnam, 1996.

———. *The Feeling of What Happens: Body and Emotion in the Making of Consciousness.* New York: Harcourt Brace, 1999.

Damasio, Antonio, and Gil B. Carvalho. "The Nature of Feelings: Evolutionary and Neurobiological Origins." *Nature Reviews Neuroscience* 14 (2013): 143–52.

David, Lawrence A., Corinne F. Maurice, Rachel N. Carmody, David B. Gootenberg, Julie E. Button, Benjamin E. Wolfe, Alisha V. Ling, et al. "Diet Rapidly and Reproducibly Alters the Human Gut Microbiome." *Nature* 505 (2014): 559–63.

De Lartigue, Guillaume, Claire Barbier de La Serre, and Helen E Raybould. "Vagal Afferent Neurons in High Gat Diet-Induced Obesity: Intestinal Microflora, Gut Inflammation and Cholecystokinin." *Physiology and Behavior* 105 (2011): 100–105.

De Palma, Giada, Patricia Blennerhassett, J. Lu, Y. Deng, A. J. Park, W. Green, E. Denou, et al. "Microbiota and Host Determinants of Behavioural Phenotype in Maternally Separated Mice." *Nature Communications* 6 (2015): 7735.

Diaz-Heijtz, Rochellys, Shugui Wang, Farhana Anuar, Yu Qian, Britta Björkholm, Annika Samuelsson, Martin L. Hibberd, Hans Forssberg, and Sven Petterssonc. "Normal Gut Microbiota Modulates Brain Development and Behavior." *Proceedings of the National Academy of Sciences USA* 108 (2011): 3047–52.

Dinan, Timothy G., and John F. Cryan. "Melancholic Microbes: A Link Between Gut Microbiota and Depression?" *Neurogastroenterology and Motility* 25 (2013): 713–19.

Dinan, Timothy G., Catherine Stanton, and John F. Cryan. "Psychobiotics: A Novel Class of Psychotropic." *Biological Psychiatry* 74 (2013): 720–26.

Dorrestein, Pieter C., Sarkis K. Mazmanian, and Rob Knight. "Finding the Missing Links Among Metabolites, Microbes, and the Host." *Immunity* 40 (2014): 824–32.

Ernst, Edzard. "Colonic Irrigation and the Theory of Autointoxication: A Triumph of Ignorance over Science." *Journal of Clinical Gastroenterology* 24 (1997): 196–98.

Fasano, Alessio, Anna Sapone, Victor Zevallos, and Detlef Schuppan. "Nonceliac Gluten Sensitivity." *Gastroenterology* 148 (2015): 1195–1204.

Flint, Harry J., Karen P. Scott, Petra Louis, and Sylvia H. Duncan. "The Role of the Gut Microbiota in Nutrition and Health." *Nature Reviews Gastroenterology and Hepatology* 9 (2012): 577–89.

Francis, Darlene D., and Michael J. Meaney. "Maternal Care and the Development of the Stress Response." *Current Opinion in Neurobiology* 9 (1999): 128–34.

Furness, John B. "The Enteric Nervous System and Neurogastroenterology." *Nature Reviews Gastroenterology and Hepatology* 9 (2012): 286–94.

Furness, John B., Brid P. Callaghan, Leni R. Rivera, and Hyun-Jung Cho. "The Enteric Nervous System and Gastrointestinal Innervation: Integrated Local and Central Control." *Advances in Experimental Medicine and Biology* 817 (2014): 39–71.

Furness, John B., Leni R. Rivera, Hyun-Jung Cho, David M. Bravo, and Brid Callaghan. "The Gut as a Sensory Organ." *Nature Reviews Gastroenterology and Hepatology* 10 (2013): 729–40.

Gershon, Michael D. "5-Hydroxytryptamine (Serotonin) in the Gastrointestinal Tract." *Current Opinion in Endocrinology, Diabetes and Obesity* 20 (2013): 14–21.

———. *The Second Brain*. New York: HarperCollins, 1998.

Groelund, Minna-Maija, Olli-Pekka Lehtonen, Erkki Eerola, and Pentti Kero. "Fecal Microflora in Healthy Infants Born by Different Methods of Delivery: Permanent Changes in Intestinal Flora after Cesarean Delivery." *Journal of Pediatric Gastroenterology and Nutrition* 28 (1999): 19–25.

Grupe, Dan W., and Jack B. Nitschke. "Uncertainty and Anticipation in Anxiety: An Integrated Neurobiological and Psychological Perspective." *Nature Reviews Neuroscience* 14 (2013): 488–501.

Gu, Yian, Adam M. Brickman, Yaakov Stern, Christina G. Habeck, Qolamreza R. Razlighi, Jose A. Luchsinger, Jennifer J. Manly, Nicole Schupf, Richard Mayeux, and Nikolaos Scarmeas. "Mediterranean Diet and Brain Structure in a Multiethnic Elderly Cohort." *Neurology* 85 (2015): 1744–51.

Hamilton, M. Kristina, Gaëlle Boudry, Danielle G. Lemay, and Helen E. Raybould. "Changes in Intestinal Barrier Function and Gut Microbiota in High-Fat Diet-Fed Rats Are Dynamic and Region Dependent." *American Journal of Physiology—Gastrointestinal and Liver Physiology* 308 (2015): G840–51.

Henry J. Kaiser Family Foundation. "Health Care Costs: A Primer. How Much Does the US Spend on Health Care and How Has It Changed." May 1, 2012. http: //kff.org/report-section/health-care-costs-a-primer-2012-report/.

———. "Snapshots: Health Care Spending in the United States and Selected OECD Countries." April 12, 2011. http://kff.org/health-costs/

issue-brief/snapshots-health-care-spending-in-the-united-states-selected-oecd-countries/.

Hildebrandt, Marie A., Christian Hoffman, Scott A. Sherrill-Mix, Sue A. Keilbaugh, Micah Hamady, Ying-Yu Chen, Rob Knight, Rexford S. Ahima, Frederic Bushman, and Gary D. Wul. "High-Fat Diet Determines the Composition of the Murine Gut Microbiome Independently of Obesity." *Gastroenterology* 137 (2009): 1716–24.e1–2.

House, Patrick K., Ajai Vyas, and Robert Sapolsky. "Predator Cat Odors Activate Sexual Arousal Pathways in Brains of Toxoplasma gondii Infected Rats." *PLoS One* 6 (2011): e23277.

Hsiao, Elaine Y. "Gastrointestinal Issues in Autism Spectrum Disorder." *Harvard Review of Psychiatry* 22 (2014): 104–11.

Human Microbiome Consortium. "A Framework for Human Microbiome Research." *Nature* 486 (2012): 215–21.

Iwatsuki, Ken, R. Ichikawa, A. Uematsu, A. Kitamura, H. Uneyama, and K. Torii. "Detecting Sweet and Umami Tastes in the Gastrointestinal Tract." *Acta Physiologica (Oxford)* 204 (2012): 169–77.

Jaenig, Wilfrid. *The Integrative Action of the Autonomic Nervous System: Neurobiology of Homeostasis*. Cambridge: Cambridge University Press, 2006.

Jasarevic, Eldin, Ali B. Rodgers, and Tracy L. Bale. "Alterations in the Vaginal Microbiome by Maternal Stress Are Associated with Metabolic Reprogramming of the Offspring Gut and Brain." *Endocrinology* 156 (2015): 3265–76.

———. "A Novel Role for Maternal Stress and Microbial Transmission in Early Life Programming and Neurodevelopment." *Neurobiology of Stress* 1 (2015): 81–88.

Johnson, Pieter T. J., Jacobus C. de Roode, and Andy Fenton. "Why Infectious Disease Research Needs Community Ecology." *Science* 349 (2015): 1259504.

Jouanna, Jacques. *Hippocrates*. Baltimore: Johns Hopkins University Press, 1999.

Karamanos, B., A. Thanopoulou, F. Angelico, S. Assaad-Khalil, A. Barbato, M. Del Ben, V. Dimitrijevic-Sreckovic, et al. "Nutritional Habits in the Mediterranean Basin: The Macronutrient Composition of Diet and Its Relation with the Traditional Mediterranean Diet: Multi-Centre Study of the Mediterranean Group for the Study of Diabetes (MGSD)." *European Journal of Clinical Nutrition* 56 (2002): 983–91.

Kastorini, Christina-Maria, Haralampos J. Milionis, Katherine Esposito, Dario Giugliano, John A. Goudevenos, and Demosthenes B. Panagiotakos. "The Effect of Mediterranean Diet on Metabolic Syndrome and Its Components: A Meta-Analysis of 50 Studies and 534,906 Individuals." *Journal of the American College of Cardiology* 57 (2011): 1299–1313.

Koenig, Jeremy E., Aymé Spor, Nicholas Scalfone, Ashwana D. Fricker, Jesse Stombaugh, Rob Knight, Largus T. Angenent, and Ruth E. Ley. "Succession of Microbial Consortia in the Developing Infant Gut Microbiome." *Proceedings of the National Academy of Sciences USA* 108 Suppl 1 (2011): 4578–85.

Krol, Kathleen M., Purva Rajhans, Manuela Missana, and Tobias Grossmann. "Duration of Exclusive Breastfeeding Is Associated with Differences in Infants' Brain Responses to Emotional Body Expressions." *Frontiers in Behavioral Neuroscience* 8 (2015): 459.

Le Doux, Joseph. *The Emotional Brain: The Mysterious Underpinnings of Emotional Life*. New York: Simon & Schuster, 1996.

Ley, Ruth E., Catherine A. Lozupone, Micah Hamady, Rob Knight, and Jeffrey I. Gordon. "Worlds Within Worlds: Evolution of the Vertebrate Gut Microbiota." *Nature Reviews Microbiology* 6 (2008): 776–88.

Lizot, Jacques. *Tales of the Yanomami: Daily Life in the Venezuelan Forest*. Cambridge: Cambridge University Press, 1991.

Lopez-Legarrea, Patricia, Nicholas Robert Fuller, Maria Angeles Zulet, Jose Alfredo Martinez, and Ian Douglas Caterson. "The Influence of Mediterranean, Carbohydrate and High Protein Diets on Gut Microbiota Composition in the Treatment of Obesity and Associated Inflammatory State." *Asia Pacific Journal of Clinical Nutrition* 23 (2014): 360–68.

Lyte, Mark. "The Effect of Stress on Microbial Growth." *Anima: Health Research Reviews* 15 (2014): 172–74.

Mawe, Gary M., and Jill M. Hoffman. "Serotonin Signaling in the Gut: Functions, Dysfunctions, and Therapeutic Targets." *Nature Reviews Gastroenterology and Hepatology* 10 (2013): 473–86.

Mayer, Emeran A. "Gut Feelings: The Emerging Biology of Gut-Brain Communication." *Nature Reviews Neuroscience* 12 (2011): 453–66.

———. "The Neurobiology of Stress and Gastrointestinal Disease." *Gut* 47 (2000): 861–69.

Mayer, Emeran A., and Pierre Baldi. "Can Regulatory Peptides Be Regarded as Words of a Biological Language." *American Journal of Physiology* 261 (1991): G171–84.

Mayer, Emeran A., Rob Knight, Sarkis K. Mazmanian, John F. Cryan, and Kirsten Tillisch. "Gut Microbes and the Brain: Paradigm Shift in Neuroscience." *Journal of Neuroscience* 34 (2014): 15490–6.

Mayer, Emeran A., Bruce D. Naliboff, Lin Chang, and Santosh V. Coutinho. "V. Stress and Irritable Bowel Syndrome." *American Journal of Physiology—Gastrointestinal and Liver Physiology* 280 (2001): G519–24.

Mayer, Emeran A., Bruce D. Naliboff, and A. D. Craig. "Neuroimaging of the Brain-Gut Axis: From Basic Understanding to Treatment of Functional GI disorders." *Gastroenterology* 131 (2006): 1925–42.

Mayer, Emeran A., David Padua, and Kirsten Tillisch. "Altered Brain-Gut Axis in Autism: Comorbidity or Causative Mechanisms?" *Bioessays* 36 (2014): 933–39.

Mayer, Emeran A., Kirsten Tillisch, and Arpana Gupta. "Gut/Brain Axis and the Microbiota." *Journal of Clinical Investigation* 125 (2015): 926–38.

McGovern Institute for Brain Research at MIT. "Brain Disorders by the Numbers." January 16, 2014. https: //mcgovern.mit.edu/brain-disorders/by-the-numbers#AD.

Menon, Vinod, and Luciana Q. Uddin. "Saliency, Switching, Attention and Control: A Network Model of Insula Function." *Brain Structure and Function* 214 (2010): 655–67.

Mente, Andrew, Lawrence de Koning, Harry S. Shannon, and Sonia S. Anand. "A Systematic Review of the Evidence Supporting a Causal Link Between Dietary Factors and Coronary Heart Disease." *Archives of Internal Medicine* 169 (2009): 659–69.

Moss, Michael. *Salt, Sugar, Fat.* New York: Random House, 2013.

Pacheco, Alline R., Daniela Barile, Mark A. Underwood, and David A. Mills. "The Impact of the Milk Glycobiome on the Neonate Gut Microbiota." *Annual Review of Animal Biosciences* 3 (2015): 419–45.

Panksepp, Jaak. *Affective Neuroscience. The Foundations of Human and Animal Emotions.* Oxford: Oxford University Press, 1998.

Pelletier, Amandine, Christine Barul, Catherine Féart, Catherine Helmer, Charlotte Bernard, Olivier Periot, Bixente Dilharreguy, et al. "Mediterranean Diet and Preserved Brain Structural Connectivity in Older Subjects." *Alzheimer's and Dementia* 11 (2015): 1023–31.

Pollan, Michael. *Food Rules: An Eater's Manual.* New York: Penguin Books, 2009.

Psaltopoulou, Theodora, Theodoros N. Sergentanis, Demosthenes B. Panagiotakos, Ioannis N. Sergentanis, Rena Kosti, and Nikolaos Scarmeas. "Mediterranean Diet, Stroke, Cognitive Impairment, and Depression: A Meta-Analysis." *Annals of Neurology* 74 (2013): 580–91.

Psichas, Arianna, Frank Reimann, and Fiona M. Gribble. "Gut Chemosensing Mechanisms." *Journal of Clinical Investigation* 125 (2015): 908–17.

Qin, Junjie, Ruiqiang Li, Jeroen Raes, Manimozhiyan Arumugam, Kristoffer Solvsten Burgdorf, Chaysavanh Manichanh, Trine Nielsen, et al. "A Human Gut Microbial Gene Catalogue Established by Metagenomic Sequencing." *Nature* 464 (2010): 59–65.

Queipo-Ortuno, Maria Isabel, María Boto-Ordóñez, Mora Murri, Juan Miguel Gomez-Zumaquero, Mercedes Clemente-Postigo, Ramon Estruch, Fernando Cardona Diaz, Cristina Andrés-Lacueva, and Francisco J. Tinahones. "Influence of Red Wine Polyphenols and Ethanol on the Gut Microbiota Ecology and Biochemical Biomarkers." *American Journal of Clinical Nutrition* 95 (2012): 1323–34.

Raybould, Helen E. "Gut Chemosensing: Interactions Between Gut Endocrine Cells and Visceral Afferents." *Autonomic Neuroscience* 153 (2010): 41–46.

Relman, David A. "The Human Microbiome and the Future Practice of Medicine." *Journal of the American Medical Association* 314 (2015): 1127–28.

Rook, Graham A., and Christopher A. Lowry. "The Hygiene Hypothesis and Psychiatric Disorders." *Trends in Immunology* 29 (2008): 150–58.

Rook, Graham A., Charles L. Raison, and Christopher A. Lowry. "Microbiota, Immunoregulatory Old Friends and Psychiatric Disorders." *Advances in Experimental Medicine and Biology* 817 (2014): 319–56.

Roth, Jesse, Derek LeRoith, E. S. Collier, N. R. Weaver, A. Watkinson, C. F. Cleland, and S. M. Glick. "Evolutionary Origins of Neuropeptides, Hormones, and Receptors: Possible Applications to Immunology." *Journal of Immunology* 135 Suppl (1985): 816s–819s.

Roth, Jesse, Derek LeRoith, Joseph Shiloach, James L. Rosenzweig, Maxine A. Lesniak, and Jana Havrankova. "The Evolutionary Origins of Hormones, Neurotransmitters, and Other Extracellular Chemical Messengers: Implications for Mammalian Biology." *New England Journal of Medicine* 306 (1982): 523–27.

Rutkow, Ira M. "Beaumont and St. Martin: A Blast from the Past." *Archives of Surgery* 133 (1998): 1259.

Sanchez, M. Mar, Charlotte O. Ladd, and Paul M. Plotsky. "Early Adverse Experience as a Developmental Risk Factor for Later Psychopathology: Evidence from Rodent and Primate Models." *Development and Psychopathology* 13 (2001): 419–49.

Sapolsky, Robert. "Bugs in the Brain." *Scientific American*, March 2003, 94.

Scheperjans, Filip, Velma Aho, Pedro A. B. Pereira, Kaisa Koskinen, Lars Paulin, Eero Pekkonen, Elena Haapaniemi, et al. "Gut Microbiota Are Related to Parkinson's Disease and Clinical Phenotype." *Movement Disorders* 30 (2015): 350–58.

Schnorr, Stephanie L., Marco Candela, Simone Rampelli, Manuela Centanni, Clarissa Consolandi, Giulia Basaglia, Silvia Turroni, et al. "Gut Microbiome of the Hadza Hunter-Gatherers." *Nature Communications* 5 (2014): 3654.

Schulze, Matthias B., Kurt Hoffmann, JoAnn E. Manson, Walter C. Willett, James B. Meigs, Cornelia Weikert, Christin Heidemann, Graham A. Colditz, and Frank B. Hu. "Dietary Pattern, Inflammation, and Incidence of Type 2 Diabetes in Women." *American Journal of Clinical Nutrition* 82 (2005): 675–84; quiz 714–15.

Seeley, William W., Vinod Menon, Alan F. Schatzberg, Jennifer Keller, Gary H. Glover, Heather Kenna, Allan L. Reiss, and Michael D. Greicius. "Dissociable Intrinsic Connectivity Networks for Salience Processing and Executive Control." *Journal of Neuroscience* 27 (2007): 2349–56.

Sender, Ron, Shai Fuchs, and Ron Milo. "Are We Really Vastly Outnumbered? Revisiting the Ratio of Bacterial to Host Cells in Humans." *Cell* 164 (2016): 337–340.

Shannon, Kathleen M., Ali Keshavarzian, Hemraj B. Dodiya, Shriram Jakate, and Jeffrey H. Kordower. "Is Alpha-Synuclein in the Colon a Biomarker for Premotor Parkinson's Disease? Evidence from 3 Cases." *Movement Disorders* 27 (2012): 716–19.

Spiller, Robin, and Klara Garsed. "Postinfectious Irritable Bowel Syndrome." *Gastroenterology* 136 (2009): 1979–88.

Stengel, Andreas, and Yvette Taché. "Corticotropin-Releasing Factor Signaling and Visceral Response to Stress." *Experimental Biology and Medicine (Maywood)* 235 (2010): 1168–78.

Sternini, Catia, Laura Anselmi, and Enrique Rozengurt. "Enteroendocrine Cells: A Site of 'Taste' in Gastrointestinal Chemosensing." *Current Opinion in Endocrinology, Diabetes and Obesity* 15 (2008): 73–78.

Stilling, Roman M., Seth R. Bordenstein, Timothy G. Dinan, and John F. Cryan. "Friends with Social Benefits: Host-Microbe Interactions as a Driver of Brain Evolution and Development?" *Frontiers in Cellular and Infection Microbiology* 4 (2014): 147.

Sudo, Nobuyuki, Yoichi Chida, Yuji Aiba, Junko Sonoda, Naomi Oyama, Xiao-Nian Yu, Chiharu Kubo, and Yasuhiro Koga. "Postnatal Microbial Colonization Programs the Hypothalamic-Pituitary-Adrenal System for Stress Response in Mice." *Journal of Physiology* 558 (2004): 263–75.

Suez, Jotham, Tal Korem, David Zeevi, Gili Zilberman-Schapira, Christoph A. Thaiss, Ori Maza, David Israeli, et al. "Artificial Sweeteners Induce Glucose Intolerance by Altering the Gut Microbiota." *Nature* 514 (2014): 181–86.

Taché, Yvette. "Corticotrophin-Releasing Factor 1 Activation in the Central Amygdale and Visceral Hyperalgesia." *Neurogastroenterology and Motility* 27 (2015): 1–6.

Thaler, Joshua P., Chun-Xia Yi, Ellen A. Schur, Stephan J. Guyenet, Bang H. Hwang, Marcelo O. Dietrich, Xiaolin Zhao, et al. "Obesity Is Associated with Hypothalamic Injury in Rodents and Humans." *Journal of Clinical Investigation* 122 (2012): 153–62.

Tillisch, Kirsten, Jennifer Labus, Lisa Kilpatrick, Zhiguo Jiang, Jean Stains, Bahar Ebrat, Denis Guyonnet, Sophie Legrain-Raspaud, Beatrice Trotin, Bruce Naliboff, and Emeran A. Mayer. "Consumption of Fermented Milk Product with Probiotic Modulates Brain Activity." *Gastroenterology* 144 (2013): 1394–401, 1401.e1–4.

Tomiyama, A. Janet, Mary F. Dallman, Ph.D., and Elissa S. Epel. "Comfort Food Is Comforting to Those Most Stressed: Evidence of the Chronic Stress Response Network in High Stress Women." *Psychoneuroendocrinology* 36 (2011): 1513–19.

Truelove, Sidney C. "Movements of the Large Intestine." *Physiological Reviews* 46 (1966): 457–512.

Trust for America's Health Foundation and Robert Wood Johnson Foundation. "Obesity Rates and Trends: Adult Obesity in the US." http: //stateofobesity.org/rates/ (accessed September 2015)

Ursell, Luke K., Henry J. Haiser, Will Van Treuren, Neha Garg, Lavanya Reddivari, Jairam Vanamala, Pieter C. Dorrestein, Peter J. Turnbaugh, and Rob Knight. "The Intestinal Metabolome: An Intersection Between Microbiota and Host." *Gastroenterology* 146 (2014): 1470–76.

Vals-Pedret, Cinta, Aleix Sala-Vila, DPharm, Mercè Serra-Mir, Dolores Corella, DPharm, Rafael de la Torre, Miguel Ángel Martínez-González, Elena H. Martínez-Lapiscina, et al. "Mediterranean Diet and Age-Related Cognitive Decline: A Randomized Clinical Trial." *Journal of the American Medical Association Internal Medicine* 175 (2015): 1094–1103.

Van Oudenhove, Lukas, Shane McKie, Daniel Lassman, Bilal Uddin, Peter Paine, Steven Coen, Lloyd Gregory, Jan Tack, and Qasim Aziz. "Fatty Acid–Induced Gut-Brain Signaling Attenuates Neural and Behavioral Effects of Sad Emotion in Humans." *Journal of Clinical Investigation* 121 (2011): 3094–99.

Volkow, Nora D., Gene-Jack Wangc, Dardo Tomasib, and Ruben D. Balera. "The Addictive Dimensionality of Obesity." *Biological Psychiatry* 73 (2013): 811–18.

Walsh, John H. "Gastrin (First of Two Parts)." *New England Journal of Medicine* 292 (1975): 1324–34.

———. "Peptides as Regulators of Gastric Acid Secretion." *Annual Review of Physiology* 50 (1998): 41–63.

Weltens, N., D. Zhao, and Lukas Van Oudenhove. "Where is the Comfort in Comfort Foods? Mechanisms Linking Fat Signaling, Reward, and Emotion." *Neurogastroenterology and Motility* 26 (2014): 303–15.

Wu, Gary D., Jun Chen, Christian Hoffmann, Kyle Bittinger, Ying-Yu Chen, Sue A. Keilbaugh, Meenakshi Bewtra, et al. "Linking Long-Term Dietary Patterns with Gut Microbial Enterotypes." *Science* 334 (2011): 105–8.

Wu, Gary D., Charlene Compher, Eric Z. Chen, Sarah A. Smith, Rachana D. Shah, Kyle Bittinger, Christel Chehoud, et al. "Comparative Metabolomics in Vegans and Omnivores Reveal Constraints on Diet-Dependent Gut Microbiota Metabolite Production." *Gut* 65 (2016): 63–72.

Yano, Jessica M., Kristie Yu, Gregory P. Donaldson, Gauri G. Shastri, Phoebe Ann, Liang Ma, Cathryn R. Nagler, Rustem F. Ismagilov, Sarkis K. Mazmanian, and Elaine Y. Hsiao. "Indigenous Bacteria from the Gut Microbiota Regulate Host Serotonin Biosynthesis." *Cell* 161 (2015): 264–76.

Yatsunenko, Tanya, Federico E. Rey, Mark J. Manary, Indi Trehan, Maria Gloria Dominguez-Bello, Monica Contreras, Magda Magris, et al. "Human Gut Microbiome Viewed Across Age and Geography." *Nature* 486 (2012): 222–27.

Zeevi, David, Tal Korem, Niv Zmora, David Israeli, Daphna Rothschild, Adina Weinberger, Orly Ben-Yacov, et al. "Personalized Nutrition by Prediction of Glycemic Responses." *Cell* 163 (2015): 1079–94.

國家圖書館出版品預行編目 (CIP) 資料

腸道．大腦．腸道菌：飲食會改變我們的情緒、直覺和大腦健康 / 艾莫隆．邁爾 (Emeran Mayer) 著；毛佩琦譯．-- 再版．-- 臺北市：如果出版：大雁出版基地發行，2022.09
面；　公分
譯　自：The mind-gut connection : how the hidden conversation within our bodies impacts our mood, our choices, and our overall health
ISBN 978-626-7045-46-6(平裝)

1.CST: 心靈療法 2.CST: 心身醫學 3.CST: 胃腸疾病 4.CST: 健康飲食

418.98　　111012506

腸道・大腦・腸道菌：飲食會改變我們的情緒、直覺和大腦健康

The Mind-Gut Connection: How the Hidden Conversation Within Our Bodies Impacts Our Mood, Our Choices, and Our Overall Health

作　　者——艾莫隆・邁爾醫師（Emeran Mayer, MD）
譯　　者——毛佩琦
封面設計——萬勝安
責任編輯——鄭襄憶、洪禎璐
行銷企劃——曾志傑、劉文雅
行銷業務——郭其彬、王綬晨、邱紹溢
副總編輯——張海靜
總 編 輯——王思迅
發 行 人——蘇拾平
出　　版——如果出版
發　　行——大雁出版基地
地　　址——台北市松山區復興北路 333 號 11 樓之 4
電　　話——02-2718-2001
傳　　真——02-2718-1258
讀者傳真服務——02-2718-1258
讀者服務信箱——andbooks@andbooks.com.tw
劃撥帳號——19983379
戶　　名——大雁文化事業股份有限公司
出版日期——2022 年 9 月再版
定　　價——420 元
I S B N——978-626-7045-46-6（平裝）

歡迎光臨大雁出版基地官網
www.andbooks.com.tw
訂閱電子報並填寫回函卡

如果